In..

Titolo originale
Tantric Numerology - Create your Destiny

ISBN: 978-88-99131-26-5

Traduzione dall'inglese e adattamento
Sujan Singh, Nimrita Kaur, Jot Prakash Kaur, Mahanbir Kaur
Alessandra Merigliano, Siri Akal Kaur, Nirvair Charan Singh

Editing e impaginazione
Sujan Singh

Fotografie
Kirinsukh Kaur

Elaborazione copertina
Martina Di Lorenzo

Edizione © 2018 Yoga Jap

Proprietà letteraria riservata
Yoga Jap a.p.s.
www.yogajap.com

Stampa
CIMER Tipografia - Roma

@ Purest Potential

Guruchander Khalsa & Kirn Khalsa

NUMEROLOGIA TANTRICA
Create il vostro Destino

Yoga Jap Edizioni

Indice

Prefazione alla traduzione italiana

Il Centro Yoga Jap, diventato in seguito Associazione, è nato nel 2005 per condividere la pratica dello Yoga at- traverso gli insegnamenti di Yogi Bhajan. In quel terreno comune che si crea vivendo la pratica quotidiana e nello scambio reciproco di esperienze e conoscenze, è emerso ed è cresciuto spontaneamente il desiderio di trovare un modo per far arrivare al maggior numero di persone possibile queste antiche conoscenze, tanto preziose quanto attuali.

È così che, passo dopo passo, nasce, in accordo con il *Kundalini Research Institute*, l'idea di dedicarsi alla traduzione dall'inglese dei testi relativi a conferenze, seminari e corsi tenuti direttamente da Yogi Bhajan in tutto il mondo, oltre a libri scritti da altri autori, comunque ispirati dalla sua saggezza e dalla sua instancabile attività di insegna- mento.

Dedicarci a un lavoro di autoproduzione "artigianale", sostenuto dalla volontà, impegno ed entusiasmo di alcuni insegnanti e studenti, ha reso possibile la realizzazione di una serie di traduzioni che sono state condivise nell'ambito del Centro Yoga e in occasione di incontri di settore; presto, però, è emersa la necessità di dare un più ampio respiro a questa iniziativa, al fine di rispondere a un interesse sempre più crescente, in ambito yogico e non, alle tematiche conte- nute nelle pubblicazioni realizzate.

In questa direzione, si è rivelata importante la collabora- zione con una casa editrice, che ha rappresentato per noi un

7

primo passo in ambito editoriale e ci ha portato a realizzare un progetto completamente "nostro", nel quale poterci occupare di ogni singola fase, dalla scelta dei testi alla traduzione degli stessi, dall'impostazione grafica fino alla distribuzione e poter vedere così ogni idea trasformarsi in un libro completo e curato in ogni suo dettaglio.

In questo modo possiamo continuare a proporre dei testi accessibili e fruibili anche per quanti fino a oggi, data la scarsità di materiale in lingua italiana e la non immediata reperibilità, hanno trovato difficoltà ad accostarsi a essi.

Le nostre pubblicazioni riguardano soprattutto temi di interesse generale che afferiscono a quella che è definita "Umanologia" di Yogi Bhajan (per la sua aderenza a ogni ambito del vivere quotidiano dell'essere umano): la comunicazione, la sessualità, l'essere uomo o donna oggi, il benessere nell'accezione più piena del termine. Altri testi riguardano più specificatamente lo Yoga secondo gli insegnamenti di Yogi Bhajan e quel gruppo di tecniche utili a raggiungere una piena e viva armonia del corpo, della mente e dell'anima.

Per tutti quanti noi, l'essere parte attiva in tale progetto è un riconoscimento e un ringraziamento sincero e profondo al Maestro e ai suoi insegnamenti, che rappresentano un importante e virtuoso punto di riferimento nella nostra vita di ogni giorno e, non poteva essere altrimenti, nel nostro essere praticanti e insegnanti di Kundalini Yoga.

∞

Fin dall'inizio, il nostro progetto è vissuto dell'idea che un'opera del genere non potesse essere fine a se stessa ma che, al contrario, dovesse anche darci modo di sostenere associazioni e progetti in grado di migliorare davvero le condizioni di vita delle persone (soprattutto in quelle zone in cui la povertà rende difficile l'accesso a servizi di primissima necessità - assistenza sanitaria, adozione a distanza, costruzione di case in muratura, costruzione di pozzi e cisterne per la rac- colta dell'acqua piovana e molto altro ancora). Alle associa- zioni che sosteniamo (pag. Risorse), si aggiungono quindi altre iniziative alle quali aderiamo con piacere quando se ne presenta l'occasione: è un modo per restituire, in altra forma, parte dell'energia che i grandi Maestri, Yogi Bhajan in primis, ci hanno donato.

Dedica

Dedicato a tutte le persone che vogliono "saltare" o sono già "saltate fuori" dalla loro "vaschetta dei pesci", per fare esperienza di quel potenziale che è

"oltre"; dedicato a chi anela a intrecciare le polarità in un'esperienza di completezza integrata, a chi sa che quando viviamo nelle polarità, secondo il giusto e l'ingiusto, perdiamo la connessione con il cuore. A chi viaggia non solo per arrivare, ma che arriva crescendo nel cuore e nell'integrazione con il vero Sé proprio grazie al viaggio stesso: a voi dedichiamo il lavoro della nostra vita, con molta gratitudine e infinita gioia.

Kirn & Guruchander

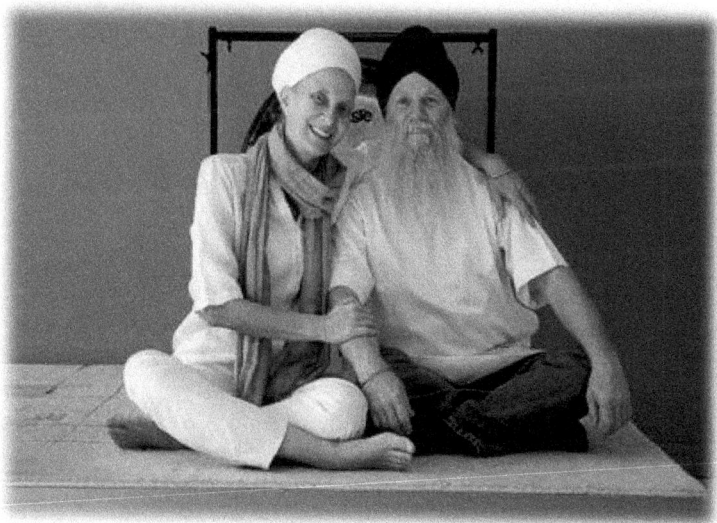

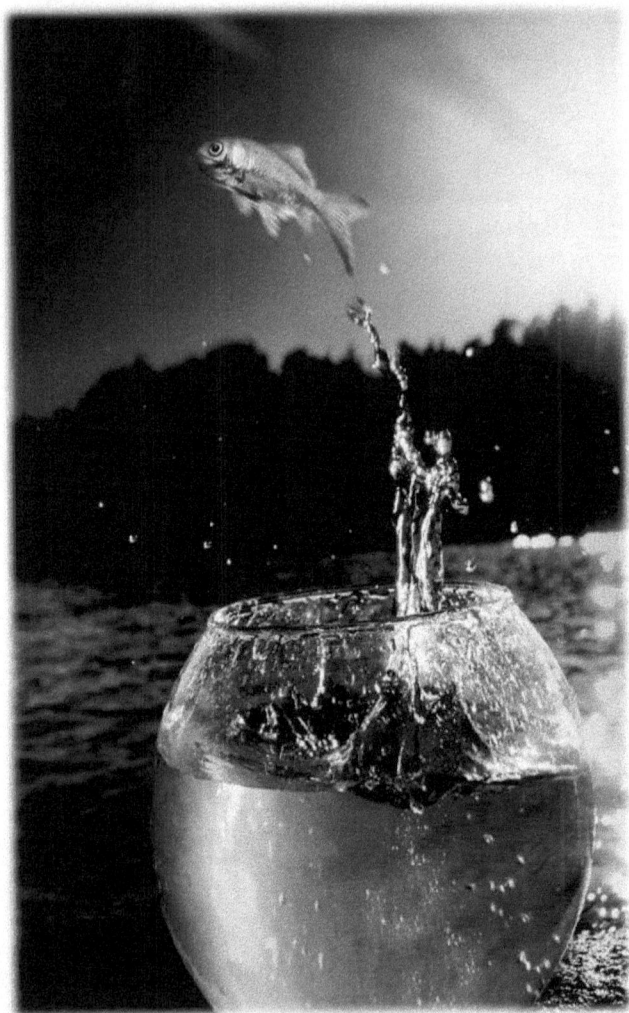

Premessa

Ho cominciato a imparare questo sistema numerolo-gico nei primi anni '70. Yogi Bhajan era in visita al nostro ashram a Eugene (Oregon) e io e un mio amico gli chiedemmo come usava la numerologia per deter- minare il nome spirituale di una persona. In quel momento, la risposta di Yogi Bhajan ebbe un gran senso per me, collo- candosi in uno schema più vasto e cosmico dell'universo. Tut- tavia, il giorno successivo, mentre ricontrollavo i miei appunti e provavo a fare un uso coerente di quelle informa- zioni, mi sono reso conto che non avevo alcuna idea di cosa significassero o di come potessero essere utilizzate.

Per mia grande fortuna (e anche vostra, ora che siete in pos-sesso di questo libro), il Dr. Guruchander non solo si era preso il tempo per esplorare questo sistema con Yogi Bhajan, ma fu anche d'aiuto nell'espandere questo inestimabile corpo di insegnamenti. Grazie alla perseveranza di Guruchander, negli anni Yogi Bhajan ha continuato a fornire ulteriori infor-mazioni riguardo i Dieci Corpi yogici, oltre a esempi di come elaborare i numeri in modo da poterci aiutare a comprendere noi stessi e gli altri.

Dopo aver frequentato un seminario con Guruchander in Alaska, ho cominciato a utilizzare la numerologia come stru-mento di counseling per centinaia di persone, trovandolo ac-curato, penetrante e davvero utile. Si tratta di un modo equilibrato e compassionevole per aiutare le persone a diven-tare più consapevoli di sé e riguardo agli altri. È anche un eccellente veicolo per migliorare le proprie intuitive capacità interpretative. Io includo la numerologia e i Dieci Corpi al l'interno delle mie lezioni di Yoga all'Università dell'Alaska e gli studenti ne sono entusiasti.

L'unico inconveniente di questo libro è che il lettore non vede e ascolta Guruchander di persona. Lui è un insegnante talmente bravo! Il suo stile è cordiale, divertente e pratico e riesce a trasmettere molte informazioni in modo davvero rilassato.

È davvero chiaro e sicuro riguardo questo argomento e sa essere anche molto informale e piacevole allo stesso tempo. Voglio ringraziare Guruchander per il suo lavoro pionieristico in questo affascinante ambito degli studi yogici. So che questo libro vi piacerà.

Nirvair Singh Dicembre 1992

Introduzione

La Numerologia Tantrica ha le sue radici negli antichi insegnamenti tantrici e yogici ed è davvero applicabile anche al mondo odierno. Descrive le dieci "emana- zioni" della psiche umana: il Corpo Animico, la Mente Ne- gativa, la Mente Positiva, la Mente Neutra, il Corpo Fisico, la Linea d'Arco, il Corpo Aurico, il Corpo Pranico, il Corpo Sot-tile e il Corpo Radiante.

Cambiando i tempi, allo stesso modo deve cambiare la nostra relazione con noi stessi. Siamo passati da una cultura agricola a una tecnologica e la nostra psiche interiore ha bisogno di espandersi e crescere in relazione al mondo esterno. I praticanti di Kundalini Yoga credono che ciò possa essere realizzato attraverso la consapevolezza dei Dieci Corpi. In passato, la conoscenza del sistema dei sette chakra era di sostegno allo sviluppo umano, tuttavia, con l'aumentata pressione sulla psiche, per relazionarsi a un livello più sottile abbiamo bisogno di espandere l'attuale modello di consapevolezza. Tutto ciò è in queste pagine.

Questo libro è diverso rispetto alla maggior parte dei libri di numerologia. Non ci occuperemo in maniera eccessiva di numeri o formule. Il nostro libro "Numerologia per la Maestria del Sé" (*anch'esso tradotto da Yoga Jap Edizioni*) presenta i 10 Corpi in maniera molto personale. Un buon modo per cominciare lo studio dei 10 Corpi sarebbe quello di prendere dimestichezza con le informazioni presenti in esso. Viene spiegato come calcolare la numerologia insita nella vostra data di nascita; i vostri "numeri di nascita" descrivono il vostro destino "iniziale" relativamente ai 10 Corpi. Espandere voi stessi oltre questi primi studi numerologici, applicandoli realmente per generare cambiamenti positivi grazie all'uso di tutti i 10 Corpi, vi darà la capacità di riscrivere il vostro destino. Questa è l'intenzione di "Numerologia Tantrica - Create il vostro destino".

Questo libro pone l'attenzione sulle manifestazioni di ciascuno dei 10 Corpi, così che possiate imparare a integrarli e coordinarli consapevolmente. Questi Corpi rappresentano le descrizioni yogiche di come l'essere umano, pienamente espresso, si sente e agisce. La parte pratica di ciò è che ognuno può raggiungere questo stato di realizzazione: occorre solo applicare la propria consapevolezza. Voi non avete bisogno di appartenere a qualche forma di organizzazione per esprimere il vostro potenziale.

Conoscere i vostri numeri personali vi permetterà di armonizzare l'espressione della vostra anima. La nostra premessa è che l'anima ha delle lezioni da integrare e dei doni da esprimere in questa vita. Con la consapevolezza del viaggio della vostra anima, potete manifestare la vostra espressione specifica. Imparare il modo per esprimere il potenziale dei vostri 10 Corpi vi darà la capacità di vivere oltre la drammatizzazione del vostro karma (le polarità), così potrete soddisfare il vostro potenziale più puro (*"Pu- rest Potential"*). Questi due libri rappresentano le fonda- menta per imparare a essere completamente presenti nella vostra vita in maniera armonica.

Fin dagli anni '60 la New Age e i movimenti per il potenziale umano hanno incoraggiato le persone a diventare complete. La Numerologia Tantrica descrive questa espres- sione del diventare completi e come le diverse parti della psiche, i 10 Corpi, si relazionano reciprocamente. Questo processo di integrazione è quello che gli yogi definiscono "Tantra". È quando "tessiamo" le polarità in qualcosa di nuovo e di originale. Il Tantra identifica le polarità e invece di combatterle, analizzarle o razionalizzarle, il praticante impara a usare l'energia che le polarità liberano per la rea- lizzazione del Sé. In Occidente la parola "Tantra" è identi- ficata soprattutto con il sesso, tuttavia questa antica pratica è applicabile a tutti gli aspetti del vivere. L'intera esistenza terrena può manifestarsi solamente attraverso le polarità; si trasforma attraverso le polarità. Per esprimere il vostro destino, voi dovete imparare come integrarle. Questo testo vi spiega tale processo.

La felicità e la pace della mente non sono governate dalla casualità, dagli altri o dalle circostanze. Noi non possiamo controllare gli eventi attorno a noi, ma possiamo scegliere come relazionarci a essi. Invece di essere reattivi nei con- fronti delle polarità, possiamo avere accesso ai 10 Corpi con l'intenzione di mantenere la pace interiore. È da qui che derivano la pace della mente, la forza personale e tutte le qualità "di successo" alle quali le persone ambiscono: derivano da voi, quando voi armonizzate il vostro stato in- teriore.

Comprendere i vostri 10 Corpi vi può aiutare ad affron- tare i momenti positivi e quelli negativi della vita. Imma- giniamo di non avere abbastanza soldi e di cominciare a sentirsi insicuri. La vostra insicurezza potrebbe cominciare a manifestarsi come un dolore nella parte bassa della schiena.

In quel momento, una più profonda compren- sione dei 10 Corpi vi aiuterebbe a sapere che tale dolore potrebbe derivare dal vostro sentirvi insicuri. Vi aiute- rebbe, inoltre, a sapere che un 7° Corpo forte vi fa sentire sicuri. Allora, potreste assumervi la responsabilità della vostra stessa guarigione e fare qualcosa per rinforzare il vostro 7° Corpo, come per esempio un kriya per l'Aura. Man mano che la vostra Aura diventa più forte, vi sentirete più sicuri e anche il vostro dolore alla parte bassa della schiena potrebbe migliorare.

Come chiropratico, ho avuto l'esperienza clinica di dare ad alcuni pazienti esercizi per riequilibrare l'Aura e ho visto trasformare il loro dolore nella parte bassa della schiena, così come la loro insicurezza riguardo alla prospe- rità. Una forte Aura dà l'esperienza di una sicurezza soste- nibile e costante. Con questa esperienza, non bloccate più il flusso della prosperità sentendovi insicuri come espres- sione di un'Aura debole e, come per magia, il denaro rico- mincerà a fluire. Non sono i soldi il problema, è l'esperienza di sentirsi sicuri. Questo libro rivelerà il po- tenziale più profondo per la guarigione e l'integrazione di ciascuno dei 10 Corpi.

Una preoccupazione che abbiamo circa i modelli attuali di psicologia e del potenziale umano è che essi affermano che, per avanzare nella vita, per prima cosa bisogna gua- rire i vecchi schemi emotivi. Noi abbiamo scoperto che questo non è l'approccio yogico ottimale per la crescita per- sonale. Abbiamo impiegato molti anni provando a guarire tutte le cose che ci sono successe da bambini. Dopo tutti gli anni in cui abbiamo provato a liberarci della rabbia, ab- biamo capito che quando ci concentriamo sulla rabbia, la rabbia finisce per rimanere. Quindi, perché non concen- trarsi su "Come mi sentirò oltre qualsiasi espressione kar- mica? Quanto sarò meraviglioso quando tutti i miei 10 Corpi saranno in equilibrio? Come mi sentirò vedendo le persone relazionarsi alla mia nobiltà e alla mia radianza, piuttosto che ai miei drammi e ai miei traumi?". Noi ci siamo spostati gradualmente verso un modello che af- ferma che non c'è nulla di sbagliato, eccetto l'incapacità di approfondire e continuare a crescere in consapevolezza. La chiave è nel non rimanere bloccati nei passati schemi karmici/reattivi e vivere nel presente, nel qui e ora neutro e nel continuare ad approfondire l'espressione del vostro potenziale più puro.

Voi sapete dove avete un "programma" karmico autoli-mitante riguardo alla vita e a voi stessi. Voi sentirete "Io sono cattivo, io sono un tale perdente, io sono troppo grasso, nessuno mi apprezza". Con la consapevolezza dei 10 Corpi potete scegliere di modificare ciò a cui prestare attenzione e concentrarvi sulla vostra grandezza, la vostra grazia, la vostra sottigliezza, la vostra compassione e la vo- stra maestà. Il calore psichico che generate concentrandovi sulla vostra grandezza brucerà tutto quel dolore passato e cambierà lo schema energetico. Perciò, prestate attenzione a ciò che vi dà energia con i vostri pensieri, perché quel che "annaffiate" crescerà. Da questa esplorazione dei 10 Corpi diventerete più attenti, in modo naturale, a dove porterete la vostra energia (prana). Sarete in grado di osservare che la vostra energia si espande e attrae il simile.

Per i primi diciassette anni in cui ho meditato, mi sedevo, vibravo mantra e vedevo tutta la "sporcizia" venire su e continuavo a farlo per sradicare tutti quei "pro- grammi" passati. Ma ora, quando medito, mi concentro so- lamente su "Io sono uno yogi... io sono creativo... io sono coraggioso... io sono felice... la beatitudine è qui". Ho delle parole chiave per ciascuno dei 10 Corpi alle quali penso e, quando una di queste crea una reazione, mi concentro su quel Corpo in particolare e siedo immobile fino a che posso fare esperienza di esso in armonia. Una volta sperimentata la sua armonia, vibro un mantra per connettermi all'espe rienza del 4° Corpo e allora mi fondo di nuovo con la mia anima.

Ciascuno dei 10 Corpi rappresenta uno spazio davvero distinto di cui potete fare esperienza completa, nella sua espressione equilibrata o squilibrata. Leggere questo libro vi aiuterà a familiarizzare con il tratto caratteristico e a sen- tire l'espressione equilibrata o squilibrata di ciascun Corpo. Non appena riuscirete a riconoscere la manifestazione equilibrata, sarà semplice ricrearla. È come andare in bicicletta: non si dimentica come ci si va, una volta imparato. Potreste dover rimanere seduti alcuni minuti a meditare, ma potrete tornare a quello spazio ottimale semplicemente connettendovi a esso, ricordando come lo si percepisce. Il dono più grande che riceverete dalla maestria dei 10 Corpi è la flessibilità. Sarete in grado di fare appello a ognuno di essi in qualsiasi momento e sarete del tutto capaci di risol- vere qualunque impasse per il vostro Sé.

Conoscere la vostra numerologia personale vi darà la ca- pacità di creare una pratica yogica e meditativa mirata a rinforzare le vostre risorse e ad armonizzare le vostre "sfide". Quando imparerete come creare armonia tra i 10 Corpi, farete esperienza di una costante crescita ed espansione e vi muoverete verso una sempre maggiore realizza- zione ed espressione del vostro Sé. Non è mai qualcosa di statico, ma è sempre in espansione e trasformazione. La Numerologia Tantrica descrive il modello dei 10 Corpi e il reale processo per manifestare il vostro destino. Tale potenziale è a disposizione di chiunque sia disposto a impegnarsi in questo.

Vi offriamo la nostra esperienza attraverso i nostri libri e ora comincia il secondo momento del nostro viaggio.

Con il supporto del libro "Numerologia per la Maestria del Sé" vi invitiamo a completare la seguente Carta Numerologica basata sui vostri calcoli numerologici perso- nali. Inserite il numero dell'Anima dove è lo yogi, il numero del Karma vicino a "la tua storia", i numeri del Dono e del Destino sotto a "risorse fondamentali" e il nu- mero del Cammino dove vi conduce questa strada.

Queste cinque posizioni mettono a fuoco il vostro viag- gio personale. Da questa consapevolezza potete disegnare la vostra pratica spirituale. Per "attivare" il vostro poten- ziale, ora esploreremo l'integrazione di tutti i 10 Corpi.

CREARE IL PROPRIO DESTINO

ANIMA
Pace Interiore

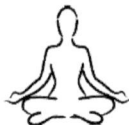

RISORSE FONDAMENTALI

CAMMINO
La tua
realizzazione

KARMA
La tua
storia

DONO

DESTINO

1. Primo Corpo: Anima

Creatività - Umiltà - Testa vs Cuore

Il 1° Corpo è il Corpo Animico, il corpo spirituale. Le discipline di tipo "spirituale" insegnano che l'Anima è la vostra connessione di base, la voce che vi parla, la vostra migliore amica interiore, lo spazio interiore che vi dà la pace, la pietra di paragone dell'essere umano, ciò che vi fa sentire in armonia con tutto l'universo. L'Anima è la connessione alla "Fonte" dell'energia, di cui si fa esperienza interiormente. Una volta che avrete imparato a sentire, a identificarvi con questa energia nel vostro essere e ad ascoltare questa guida interiore, voi vivrete automaticamente in uno stato di armonia.

Molte persone usano la parola "Anima" senza avere troppa connessione con quel che essa significa. Ne hanno una piccola esperienza personale: pensano che si trovi "fuori" e che debbano andare a cercarla. L'esperienza dei mistici e degli yogi è che l'Anima è sempre "dentro" ed è qualcosa cui poter accedere coscientemente. Noi vediamo molte persone che desiderano ardentemente trovare la propria Anima attraverso la religione, tuttavia sono state in grado di creare una relazione astratta e intellettuale con il concetto della loro Anima. Le guide religiose parlano di questioni etiche o morali e le persone che ascoltano si valutano secondo questi termini, arrivando forse ad avere la determinazione per cambiare i loro

23

comportamenti. Questo, nel mondo yogico, non ha molto a che fare con la spiritualità, con il creare una connessione con l'Anima. La spiritualità è un'esperienza dell'Infinito, l'esperienza del fluire dello Spirito nel Sé. Le tradizioni mistiche e le religioni antiche erano in primis preoccupate di questa esperienza interiore dello Spirito. Oggi, la maggior parte delle religioni è lontana dal creare questa esperienza interiore.

Io sono nato in una tradizione religiosa occidentale che per me non era molto esperienziale, più che altro molto intellettuale. Era basata su quello che qualcun altro diceva a proposito di Dio, l'Universo e la vita, non su di me che mi sedevo ogni giorno e che avevo, con tutti i miei sensi, un'esperienza diretta della relazione con lo spirito.

Molte persone sono state cresciute facendo loro credere che Dio è assolutamente potente e che guarda sempre le nostre gesta ed è pronto, in base a queste, a premiarci o a punirci. Noi, come yogi, offriamo una relazione diversa con questa presenza onnipotente. Essa non è fuori da noi a decidere se darci o prenderci qualcosa. Questa presenza è come un fiume che scorre e quanto profondamente ci immergiamo in esso determina quanto noi ci bagniamo. Non entrando in connessione con questo 1° Corpo, non ci sarà molta abbondanza in qualsiasi nostra esperienza. Quando invece entrate in una connessione profonda, farete esperienza dell'abbondanza. Lo yogi realizza l'abbondanza, l'eterno fluire dello spirito, quando tutte le azioni e le proiezioni vengono avviate dall'energia di questo 1° Corpo, l'Anima.

Si fa esperienza del 1° Corpo quando si vive con umiltà. L'umiltà è la qualità spirituale che sorge dalla maestria del 1°

Corpo. Per fare esperienza dell'umiltà, avete bisogno di chinare la testa rispetto al cuore. I processi mentali devono essere ciò che "cedete", rispetto alla neutralità del vostro cuore; solo allora la volontà perennemente "chiacchierante" e polarizzante della mente rallenterà, così che la naturale creatività della vostra Anima possa fluire senza alcun ostacolo.

Quando si studiano le vite dei mistici, scopriamo che quelli che hanno raggiunto la liberazione dalle costrizioni della loro mente appartenevano a tutti i cammini di vita. Loro hanno mostrato che non importa quali siano le circostanze esterne, ognuno ha la stessa capacità di inchinarsi e di creare una connessione con la propria Anima.

Quando voi esprimete la radianza della vostra Anima con umiltà, inchinandovi alla vastità di ciò che è, allora vi sono concessi tutti i Cieli e la beatitudine ultima dell'Universo è vostra. Voi non potete acquistare questa consapevolezza e nessuno, da fuori, può concedervela. È uno stato dell'essere cui dovete rivolgervi, uno stato di cui dovete fare esperienza: "Io sono un essere spirituale meraviglioso, io sono, io sono". Questa è la forma più elevata dell'umile autostima.

Occorre un po' di meditazione per modificare il nostro schema energetico rispetto ai vecchi concetti e alle vecchie credenze che impariamo dalla nostra cultura e dall'apprendimento generazionale. Un grande concetto da esplorare è questo: la vostra Anima è in realtà una forza creativa. Osservando il vostro Corpo Fisico e la vostra vita, potete dire se, realmente, state accedendo alla connessione con il vostro Corpo Animico. Solo voi potete valutarlo. Solamente voi potete sedere e chiedere a voi stessi quanto siete creativi. La vostra creatività nel quanto e nel come siete flessibili rispetto alla vostra vita è l'espressione della relazione con la vostra Anima.

Io valuto periodicamente il mio 1° Corpo durante il giorno chiedendo: "Quanto sono creativo?". Se in una scala da 1 a 10, io sto a 7, praticherò una sequenza yogica o una meditazione per stimolare la creatività, che deriva dalla connessione con la mia Anima. Alla fine, raggiungerò un punto in cui sono così creativo da poter scrivere una poesia. Potrei risolvere qualsiasi problema: la soluzione semplicemente arriva. Abbiamo osservato che ci sono tecnologie per stimolare il Corpo Animico. Potere praticare un kriya ed essere più creativi di quanto non lo eravate prima di praticarlo.

Quindi, come valutare il vostro 1° Corpo? Un modo immediato consiste nel valutare il vostro Corpo Fisico. Ricordate, quest'ultimo riflette il fluire del vostro spirito. Un modo molto pratico per valutare se siete nel flusso è osservare se siete costipati. Se è così, questo è un sintomo che avete fermato il fluire dell'energia spirituale nel corpo e la vostra ener- gia creativa è bloccata in qualche modo nei processi della vostra mente. A questo punto, la mente non riflette la luce della vostra Anima, piuttosto sta riflettendo i suoi schemi kar- mici irrisolti. Per mantenere una corretta peristalsi intestinale, potete assumere la pula dei semi di psyllio, dei semi di lino o della clorofilla. Quando il vostro Corpo Animico funziona correttamente, voi avrete un'eccellente eliminazione. Questa forza di eliminazione è chiamata "apana" e si relaziona all'energia kundalini.

Quando il 1° Corpo funziona, vi sentite davvero creativi rispetto alla vostra vita. Chi ha paura di connettersi con la propria Anima, potrebbe trovare difficile godere delle gioie della sessualità. In casi estremi, potrebbe agire in modo perverso abusando di se stesso o degli altri. Una volta che siete in grado di armonizzarvi con la vostra Anima, il flusso sessuale e creativo si manifesta come puro e beato, perché sapete di essere "Uno" con lo spirito e fate esperienza di uno spazio spirituale in voi stessi.

Le persone molto sensuali sono, di solito, molto creative. Esse possono armonizzarsi con la propria Anima e permettere alla loro creatività di fluire. Quando voi imparerete ad allinearvi alla vostra Anima piuttosto che ai vostri schemi karmici di vita, dimorerete nella creatività delle possibilità infinite.

Il 1° Corpo ha una corrispondenza con il primo chakra, la zona da cui ascende la Kundalini. Tutta la vostra forza creativa, il vostro "bija" (lett. "seme") è contenuto nel primo chakra. Esso contiene l'energia nucleare di base dell'essere umano: il potere dell'Anima. Ci sono molte terapie e tecniche che permettono la stimolazione del primo chakra.

Il Kundalini Yoga è calibrato per stimolare la vostra forza creativa e sviluppare la connessione al vostro Corpo Animico. Ciò sbloccherà il fluire della vostra Anima così che possiate fare esperienza della vostra vita come flusso creativo, meraviglioso e potente.

Come è avere la creatività al "comando", per vivere nello spazio dell'illimitata forza creativa del 1° Corpo? Una volta che permetterete alla mente di inchinarsi al cuore sacro, vi-

27

vrete nella vostra massima espressione spirituale. Non avrete bisogno di nulla - soldi, amore, potere, sicurezza - perché avrete la relazione suprema con la vostra Anima e con tutti i vostri flussi creativi.

2. Secondo Corpo: Mente Negativa

Contenimento - Obbedienza - Connessione - Strategia

Il vostro 2° Corpo è la Mente Negativa (o Protettiva), il primo e più veloce aspetto dei tre Corpi mentali. Essa vi dà la forza di contenimento, la forma e il discernimento, che vi permettono di prendere la forza creativa del 1° Corpo e di esprimerla in forma di creazioni durature.

Mentre ci si sposta nel 2° Corpo, si farà esperienza della forza creativa espressa dal Corpo Animico come energia sessuale e creativa. Potreste essere molto sensuali durante il rapporto sessuale o potreste prendere quella stessa energia creativa e utilizzarla per giocare una grande partita di pallacanestro, per costruire un meraviglioso edificio o per cantare una canzone elevante. Nella vita, qualsiasi attività rappresenta un rilascio esterno dell'energia dal 1° Corpo. È nel 2° Corpo che l'energia dell'anima comincia a prendere forma.

Il 2° Corpo corrisponde al secondo chakra, che è situato negli organi genitali ed è governato dall'elemento acqua. Quest'ultimo aiuta le cose a crescere dall'elemento terra del primo centro energetico. L'acqua è il seme nell'uomo; nella donna è il liquido che lubrifica e consente all'azione di avvenire. L'elemento acqua stimola il desiderio di appartenenza del secondo centro energetico. Ciò vi fa desiderare di entrare in contatto con qualcuno, avere l'esperienza del rapporto sessuale. Come yogi, sappiamo che è importante praticare una certa moderazione riguardo il sesso, per contenere e mantenere quel seme e conservare l'energia che lo produce. Quando contenete il seme, questo si trasforma in un fluido sottile chiamato "ojas", che rinforza il sistema immunitario, fa splendere la pelle, mantiene il sistema fisico davvero vivo, bello e approfondisce l'esperienza meditativa.

Ci sono molti modi per esprimere l'energia del 2° Corpo in relazione a qualcun altro. Potete giocare a tennis, fare una passeggiata o creare qualcosa insieme. La vera domanda è: quanto è liberamente fluente o quanto è bloccato il circuito energetico tra voi due? Se siete in armonia con la vostra anima e la vostra energia creativa fluisce, potete avere quel rapporto sessuale a un livello davvero alto, da anima ad anima. Questo può essere lo scambio di energie più sottile: un'occhiata, uno sguardo, un tocco o anche un pensiero rivolto all'altro durante il giorno.

Quando siete in armonia con il vostro 2° Corpo, sviluppate anche una capacità di connettervi alle persone a un livello al quale esse possono sentirvi. Sapere come stabilire un rapporto, usando la sottigliezza di una postura, dei gesti, del tono della voce e dell'espressione facciale, diventa una vostra seconda natura; sapete quale tipo di vocabolario utilizzare, di cosa parlare e cosa evitare. Un 2° Corpo debole può rendervi maldestri nei vostri tentativi di approcciare le altre persone. Vi manca la flessibilità necessaria per sentire e approcciare i loro confini con grazia. Con un forte secondo chakra, potete essere altamente creativi riguardo le vostre relazioni.

La chiave per una relazione sana con il vostro 2° Corpo è nello sviluppare la capacità di "ascoltare". L'aspetto più importante e mal utilizzato dei "Corpi mentali" è quello della Mente Negativa. Molti rimangono bloccati in questo processo della mente, incapaci di passare al 3° Corpo, la Mente Positiva. Tutto quel che vedete quando siete bloccati nell'aspetto negativo/protettivo della mente sono problemi insormontabili, teorie cospirative e contrazione. Noi abbiamo bisogno di prendere tempo per ascoltare l'input, fermarci, spostare l'energia verso la Mente Positiva e poi integrare entrambi gli input negativi/positivi con la Mente Neutra. Questo è vero Yoga, quando voi imparate come spostare i pensieri, gli impulsi della vostra anima, *attraverso* questi tre Corpi mentali. Lo Yoga è un processo per allenare la mente a manifestare la luce della vostra anima. Rishi Patanjali, che ha codificato gli insegnamenti yogici, afferma l'importanza di questo processo in uno dei suoi primissimi sutra: "Lo Yoga è il controllo delle onde di pensiero della mente" (1.2); "Allora l'uomo dimora nella sua vera natura" (1.3).

Un giorno un uomo d'affari di successo mi raccontò che aveva perso 50.000 $ negli ultimi nove anni. Ogni anno gli impiegati, uno dopo l'altro, lo derubavano. Quando gli chiesi se avesse tenuto conto delle loro credenziali, lui rispose: "Oh no, io seguo sempre e soltanto la mia intuizione".

Molte persone non prestano abbastanza attenzione agli stimoli della Mente Negativa/Protettiva. Ho osservato che il momento in cui il 2° Corpo è il meno utilizzato è quando la persona è in un vicolo cieco. Un esempio potrebbe essere quello di una donna che pensa di aver finalmente incontrato l'uomo giusto. Lei è attirata dal suo carisma e dal suo fascino e non si preoccupa di informarsi su di lui. Alla fine scopre che è

31

stato con nove donne in un mese e che lei è la decima. Que- sta donna non ha permesso a se stessa di fermarsi e di ascol- tare, di prendersi del tempo per indagare sui possibili aspetti negativi della relazione.

Quando il vostro 2° Corpo funziona bene, voi vi concedete sempre un tempo di ascolto. Vi chiedete: "Va bene, come mi proteggo nel caso in cui le cose non siano così come sembrano o cosa faccio se non vanno come spero e pianifico?".

Rumi, un mistico persiano del XIII secolo, racconta una storia per illustrare questo aspetto. C'era una volta un uomo che era con il suo cammello sulla strada del ritorno a casa dal mercato e, poiché aveva avuto una buona giornata, lungo il tragitto decise di fermarsi in una moschea per offrire i suoi ringraziamenti a Dio. Lasciò fuori il suo cammello ed entrò con il suo tappeto da preghiera e dedicò alcune ore a ringraziare Allah, pregando e promettendo che avrebbe aiutato i poveri e che sarebbe stato un pilastro per la sua comunità. Quando uscì era buio ed ecco che il suo cammello era sparito! Immediatamente andò su tutte le furie e scosse il suo pugno verso il cielo: "Tu, traditore, Allah! Come hai potuto farmi questo? Ho posto tutta la mia fiducia in Te e Tu mi hai pugnalato alle spalle in questo modo!". Un derviscio sufi di passaggio udì l'uomo e rise tra sé. "Ascolta", disse, "Fidati di Dio ma lega il tuo cammello!".

Nelle situazioni di affari e finanziarie, la Mente Negativa può esservi d'aiuto per farvi capire cosa potrebbe andare male. Può calcolare il pericolo nel firmare un contratto, nell'acquistare una nuova automobile, nell'intraprendere qualsiasi transazione che comprenda profitti e perdite. È la parte protettiva della vostra mente che spesso provate a zittire men- tre vi urla "Costa troppo! Non è quello che volevi davvero! C'è qualcosa di strano qui!". È importante ricordare che que- sta espressione protettiva è sempre il primo aspetto della mente che si innesca. Imparate ad ascoltare questo primo sti- molo, poi attivate la Mente Positiva e la Mente Neutra (il 3° e 4° Corpo) per equilibrarlo e prendere una decisione saggia e informata. È essenziale usare il primo sistema di avvertimento della Mente Negativa per aiutarci a sviluppare dei piani in caso di eventuali imprevisti e strategie negli affari e nella vita. Ma poi, è fondamentale non rimanere bloccati in questo aspetto della mente.

Come potete elevare il vostro 2° Corpo? Osservate la vostra salute fisica ed emotiva. Un 2° Corpo debole può portare a sintomi fisici come squilibri intestinali, infezioni renali, infezioni alla vescica, patologie a carico degli organi genitali, disfunzioni sessuali e nelle donne a problemi mestruali. Tutti questi problemi sono collegati a come viene utilizzato il 2° Corpo per contenere e dare forma all'energia creativa del vostro Essere.

Un 2° Corpo debole si manifesta anche quando una persona ha l'abitudine di impegnarsi in azioni "premature", che si tratti di eiaculazione precoce o dell'impulso a comprare o nel non avere i tempi giusti praticando uno sport. Se, invece, avete un 2° Corpo forte, avete una visione lungimirante e la pazienza di aspettare il momento giusto e le giuste condizioni. Un altro sintomo di un 2° Corpo debole è l'essere eccessivamente influenzati dalle realtà, dalle opinioni e dalle personalità delle altre persone: si è come camaleonti, si segue la folla, si prova ad adattarsi e non si ascolta abbastanza la propria voce interiore.

Ci sono molte terapie naturali che vi aiuteranno a sbloccare il vostro 2° Corpo. La pula dei grani di psyllium e la clorofilla favoriscono una regolare eliminazione intestinale. Il succo di cetriolo e la tisana a base di ortica equilibrano la vescica e i reni e, in alcuni casi, sono anche d'aiuto nell'eliminazione dei calcoli renali. La meditazione può essere di supporto nel riequilibrare l'energia del 2° Corpo, così come ci sono kriya specifici di Kundalini Yoga per i reni. Sono altresì efficaci i rimedi naturali della medicina cinese e l'agopuntura.

Il 2° Corpo matura normalmente con l'età, poiché è invecchiando che le persone di solito tendono a rallentare, ad ascoltare e a ponderare le loro risposte e le loro azioni. Non hanno nel corpo quel "fuoco" che le rende naturalmente impazienti e impulsive come quando erano giovani. L'età aiuta ad acquisire esperienza e comprensione delle necessità della vita, il che dona pazienza. Quando avete la maestria del vostro 2° Corpo, voi acquisite la capacità di obbedire alla vostra anima.

Per la maggior parte della gente, obbedire significa sottomettere la propria volontà a quella di qualcun altro. In realtà, il vero significato della parola "obbedienza" è ascoltare e obbedire alla propria anima. Il 2° Corpo vi aiuta a calcolare i pericoli dell'ascoltare il vostro ego invece della vostra anima e questo porta a un'obbedienza di tipo più elevato.

La questione dell'obbedienza all'anima emergerà più spesso in una relazione con un maestro spirituale. Lo spazio

34

per la maturità arriva quando voi ascoltate il vostro ego, il vostro insegnante ascolta la vostra anima e allora quel che lei dice offende il vostro ego. La guida che ottenete può non riguardare il problema che pensavate di avere. Un maestro spirituale può soltanto riflettere come esprimere al meglio la vostra anima. La vostra mente (con tutte le sue limitazioni) ha tutti i tipi di idee su quel che andrebbe fatto, ma un maestro spirituale leggerà la vostra anima.

Quando avrete raggiunto la maestria del vostro 2° Corpo, comincerete a godere del benessere nella vita. Avrete guadagnato il vero rilassamento che deriva da una relazione obbediente nei confronti della vostra anima. Svilupperete la fiducia in voi stessi nell'utilizzare la Mente Negativa/Protettiva per affrontare ogni situazione in modo aggraziato. E avrete la pazienza, la saggezza per assaporare ogni momento e ogni esperienza come un dono dell'Infinito.

3. Terzo Corpo: Mente Positiva

Positività - Uguaglianza - Sia fatta la Tua volontà

Il vostro 3° Corpo è la Mente Positiva (o Proiettiva). Vi permette di dirigere la luce della vostra anima oltre il negativo e di osservare l'essenza positiva in tutte le situazioni e in tutti gli esseri. Esso corrisponde al Punto dell'Ombelico. È il centro energetico del vostro potere, del vostro fuoco digestivo e della vostra volontà. Quando questo centro di potere è aperto, voi fate esperienza della connessione con l'Uno, la sorgente costante di energia infinita. Questa esperienza di uguaglianza vi permette di vedere che ognuno ha in sé la stessa capacità di essere grande ed elevato, per scoprire ed esprimere il proprio essere infinito. La capacità di vedere tutti gli esseri come "Sat Nam", "Puro Spirito", è l'espressione di un 3° Corpo forte. Voi vedete tutto e tutti come davvero uguali nell'opportunità di esprimere il proprio potenziale.

In India c'è stato uno dei Guru *(l'autore si riferisce a Guru Amar Das, terzo Guru della tradizione Sikh)* che ha ottenuto la maestria del 3° Corpo e la sua espressione spirituale è l'uguaglianza. Durante il XVI secolo istituì un "programma alimentare" così che tutte le persone, senza differenza di casta, potessero condividere il cibo. Da quel momento, a chiunque arriva al Tempio d'Oro di Amritsar, dopo essersi seduto a terra, viene servito lo stesso cibo.

Con un 3° Corpo forte, voi avete la capacità di vedere tutte le persone "uguali". Potete "non-vedere" la loro negatività e oltrepassare le loro proiezioni esteriori. Con un 3° Corpo forte potete vedere facilmente l'essenza positiva dell'altro e riconoscere la sua anima. Questa qualità vi rende capaci di usare la vostra forza per servire. Quando siete nel flusso dell'energia infinita, diventate personalmente potenti e vivete per condividere questa vostra forza con gli altri.

Quando il vostro 3° Corpo è pienamente sviluppato, voi emanate in modo umile un senso di forza. Il vostro corpo è in forma, il peso è equilibrato, la pelle è radiosa, la mente è potente e la vostra comunicazione è forte e diretta. È quando tutti in ufficio possono lamentarsi di qualcuno e voi trovate qualcosa di genuinamente positivo da dire di questa persona. Trovate sempre qualche qualità positiva da attribuire a tutti. Prendete il positivo da qualsiasi situazione. Potete vedere il senso dell'umorismo nel gioco della vita.

Il terzo chakra è una parte "maschile" dell'essere, indipendentemente dall'essere uomo o donna. È un centro energetico di "potere", è il centro dell'elemento fuoco nell'ombelico.

Talvolta le persone hanno paura della loro forza, hanno paura della responsabilità che comporta o hanno paura di abusarne. Forse qualcuno ha usato verso di loro la forza in questa maniera negativa e allora provano a bloccare il proprio "centro di potere" per delle paure irrisolte. Le persone con un terzo chakra bloccato, non usano il loro "fuoco". Di solito sono sovrappeso, indolenti, depresse, passive, disorganizzate e senza forza di volontà. Se non avete un terzo chakra forte, la Mente Negativa può prendere il controllo dei vostri pro- cessi mentali fino al punto di paralizzarvi con la sua negati- vità, non lasciandovi che il desiderio di "mollare". Se non attivate correttamente la Mente Positiva, questa sarà soltanto in grado di ingigantire i problemi che il 2° Corpo identifica. La Mente Positiva ha bisogno di essere attivata per identifi- care e individuare nuove possibilità e nuove opportunità. Senza la consapevole applicazione della vostra volontà, di fatto, la Mente Positiva può far sì che voi perdiate la maggior parte della vostra volontà e del vostro potere.

Quando è troppo debole, il "viaggio" per creare un 3° Corpo forte ed equilibrato, è intenso perché, per aprirsi e ricevere la speranza e la positività data da un 3° Corpo forte, voi dovete "sfondare" tutta la depressione e i pensieri negativi che mantenete a livello energetico nella vostra idea di voi stessi. Il terzo chakra è anche molto impegnativo poiché, una volta che avete cambiato i vostri concetti negativi in relazione al potere, invoca il vostro vero potere.

Persone con uno squilibrio di segno opposto nel loro "centro di potere", saranno molto magre. Sono così ostinate e inflessibili, che questo le divora. Hanno così tanto "fuoco" da diventare troppo "calde". Tutti noi conosciamo persone così: hanno una perfetta disciplina spirituale per un po', ma la seguono da un punto di vista così dogmatico e rigido che alla fine questo le "brucia". Il miglior equilibrio sostenibile nel 3° Corpo arriva quando voi tenete in equilibrio il "fuoco" con una quantità sufficiente di "acqua" proveniente dal secondo chakra.

Alcuni dei sintomi che possono verificarsi con un 3° Corpo squilibrato riguardano le disfunzioni a carico del fegato e della cistifellea, dolori ai piedi e alle caviglie, crampi, debolezza, vista non buona, mal di testa, allergie e dolori nella zona lombosacrale della schiena. Stati emotivi tipici di un terzo chakra squilibrato sono la rabbia, l'intolleranza e la depressione. Le "terapie yogiche" per riequilibrarlo sono i kriya per il fegato, stretch pose e le meditazioni che attivano il centro energetico dell'ombelico.

Un modo potente per rinforzare la Mente Positiva è la pratica di affermazioni che aprano a cambiamenti positivi nella vita. Le affermazioni sono delle frasi semplici e dirette che affermano la realtà che voi volete. Non fate affermazioni che riflettano le cose come già sono, piuttosto descrivete lo stato finale dell'essere che volete raggiungere.

Quando costruite un'affermazione, dite esattamente cosa volete, non cosa non volete. Migliorerete nel fare questo man mano che la vostra Mente Positiva si rinforza. Le persone non abituate ad applicare la loro Mente Positiva, in realtà, finiscono con l'affermare ciò che non vogliono. Per esempio, se giocate a golf, potreste dire a voi stessi: "Non mandare la pallina nell'acqua". La mente è più brava a rispondere alla realtà concreta di "pallina" e "acqua" più che all'astrazione del "non"... e se lo dite per un po', la vostra mente obbediente potrebbe mandare proprio la pallina nell'acqua!

Invece di dire "non" o "no", siate direttamente descrittivi di ciò che volete: "Io manderò la pallina verso la quinta buca e ciò mi porterà a vincere la coppa!".

C'è una storia di un grande Guru indiano impegnato in una competizione di tiro con l'arco. L'obiettivo era un fiore e il centro era proprio il centro di quel piccolo fiore. Il Guru vinse la gara e qualcuno gli chiese dove aveva puntato e lui rispose: "Ho puntato al centro di quel fiore". Sembra ovvio, ma è incredibile quanto spesso non si faccia questo.

Talvolta le persone hanno un'immediata reazione negativa alle affermazioni: appena si ascoltano mentre le pronunciano, pensano: "È ridicolo; non sono felice; non sono prospero; non ho successo". Le fa sentire stupide dire qualcosa che va contro la loro "programmazione". Tuttavia, tutto sta in questo punto. Se voi avete una reazione emotiva negativa a un'affermazione come "Io sono felice", dovete sapere che avete spinto un "bottone karmico" e che avete scoperto uno dei vostri "programmi" negativi. Allora, potete utilizzare un'affermazione per sostituire il vecchio "programma" con qualcosa di più costruttivo. Pensate a ciò come alla programmazione di un computer: se questo fa qualcosa di non corretto, sapete di aver scoperto un'anomalia nel programma che state utilizzando. Qualcuno dovrà arrivare e dovrà sostituire questo input con uno nuovo. La vostra mente infinita lavora esattamente in questo modo.

Un modo semplice per superare la vostra iniziale reazione negativa alle affermazioni è registrare la vostra voce. Fate andare questa registrazione di continuo la notte mentre dormite, ma a basso volume così che voi possiate appena udirla. La mente subconscia accetterà l'affermazione senza il contrasto che la mente conscia potrebbe mettere in atto. Ascoltare le registrazioni della vostra voce nel sonno è un modo per oltrepassare la mente conscia e lasciare un'impronta profonda in quella subconscia. Saprete che le affermazioni hanno cominciato a dare forza al 3° Corpo quando comincerete a mostrare un nuovo comportamento. Potrebbe capitarvi di avere un sonno un po' inquieto quando all'inizio si ascoltano queste affermazioni dormendo, ma vi abituerete abbastanza velocemente a questa "riprogrammazione". I mistici sanno che la nostra voce è, in verità, il nostro suono preferito.

Per esempio, per me è stato un "salto" dire a me stesso "Io sono uno yogi". Questo sollevava tutte le mie questioni relative all'autostima e al successo. Così mi sono registrato mentre affermavo "Io sono uno yogi" e l'ho ascoltato ogni notte per un po'. Man mano che l'affermazione penetrava nel mio inconscio, ho vissuto dei grandi cambiamenti. Ho cominciato a sentirmi come uno yogi; ho cominciato ad agire come uno yogi; ho cominciato a parlare alle persone per dare loro una conoscenza universale. Quando ho cominciato a usare le affermazioni per rinforzare la mia identità, ciò ha velocizzato il processo di rinforzo del 3° Corpo e io, consapevolmente, ho diretto tutto il "fuoco" creativo proveniente da questo corpo per diventare uno yogi.

Quando siete pronti a espandere le vostre credenze emotive in uno spazio più grande, potreste scoprire e fare l'esperienza di molti conflitti. Ciò avviene perché state prendendo uno schema stabilito nella vostra mente subconscia che è stato uno strumento di sopravvivenza mentre ora state dicendo che "questo è limitato e io scelgo di espandermi". Modificare le credenze karmiche è come quando un pulcino salta fuori dal nido per la prima volta. Non sa nemmeno di avere le ali e solo cadendo le trova. Noi non useremo i nostri migliori talenti fino a che non lasceremo andare quello che era e faremo crescere le ali necessarie a servire la nuova realtà.

Le vostre credenze karmiche/emotive sono contenute in una materia organica - il cervello - e voi non potete cancellare uno schema energetico senza inserirne uno nuovo al posto del precedente. È qui che si inseriscono lo Yoga e la meditazione. Con mantra (suoni sacri), pranayama (respirazione yogica) e asana (posture), voi potete creare un sufficiente "calore" fisico (tapasya o tapas) per cancellare gli schemi karmici che non risuonano con la vostra anima.

Quando avrete affermato la vostra nuova identità per quaranta giorni, ciò comincerà a influenzare la vostra coscienza. Praticate per novanta giorni e la vostra nuova identità comincerà a splendere più di quella passata. Praticate per centoventi giorni e la vostra nuova identità sarà pienamente stabilita e i vecchi schemi verranno sostituiti. Per fare un'esperienza permanente della vostra positività e di una forza equilibrata, dirigete il fuoco del 3° Corpo nel praticare le affermazioni, un kriya e una meditazione tutti i giorni per quattro mesi.

4. Quarto Corpo: Mente Neutra

Compassione - Integrazione - Servizio

Il 4° Corpo è la vostra Mente Neutra. Corrisponde al cha- kra del cuore e dirige l'intera capacità dell'essere umano.

La Mente Neutra è la mente di uno yogi: osserva l'input della Mente Negativa rispetto a ciò che può andare storto, riceve l'input della Mente Positiva su ciò che può andare bene e infine integra le informazioni, in accordo all'espressione più elevata dell'anima. Articola una mentalità di "vittoria-vittoria".

Il 4° Corpo integra tutti gli altri Corpi: li valuta secondo i loro input entro nove secondi e, solo allora, dà la sua risposta. La Mente Neutra vi permette di vedere il quadro nel suo complesso, così da essere proattivi e non reattivi. Vi permette di elevarvi al di sopra dei vostri secondi fini così da avere un fa- cile accesso alla vostra anima. Il 4° Corpo è uno spazio dav- vero elevato: da questo punto di vista avvantaggiato potete osservare con compassione l'intero gioco della vita.

La Mente Neutra vi dona la capacità di vedere attraverso "Maya", l'illusione della manifestazione. Con una forte Mente Neutra sapete che quando morirete non porterete con voi i vostri soldi, né il vostro lavoro, né la vostra famiglia: sa- rete da soli di fronte al vostro Sé supremo. La connessione con il sé più elevato è davvero integrata quando la Mente

Neutra è forte.

Quando vivete e agite a partire dalla consapevolezza della Mente Neutra, la mente osserverà le possibilità rispetto alle polarità. Vivete ancora una vita con alti e bassi, avete ancora sensazioni sia positive che negative ma, man mano che imparate ad appoggiarvi sempre di più al 4° Corpo, le vostre emozioni e i vostri tumulti vengono integrati e trasformati in devozione; ora elevate la vostra energia emotiva verso la compassione e la gentilezza. Questa compassione serve al viaggio dell'anima, non per essere confusa con l'empatia per i drammi dell'ego.

Con un 4° Corpo equilibrato, realizzate che tutto è perfetto così come è, apprezzate il presente e sapete che ogni momento nella vita ha in sé una lezione preziosa. Lasciate che gli eventi della vita si dispieghino e si manifestino senza combattere questo processo.

Un modo per attivare il centro energetico del cuore è attraverso la vibrazione dei suoni sacri (mantra). I mantra lo attivano e, quando la frequenza della Mente Neutra prevale, questa vi pone in uno stato armonico con la vostra anima. L'espressione di una Mente Neutra integrata vi permette di manifestare la vita come esseri puri.

Quando ottenete la maestria del vostro 4° Corpo, non avete rimpianti. Non guardate le cose nei termini delle polarità del giusto e dello sbagliato. Voi vedete come integrare le vostre esperienze presenti e sapete che ogni avvenimento nella vita è a vostro beneficio, ogni avvenimento vi rende più saggi. La vita sta accadendo "per" voi, non "a" voi.

L'amore del "seva", il servizio disinteressato, è un'altra qualità del 4° Corpo. A un certo punto della nostra vita, tutti noi offriamo i nostri servigi, ma spesso lo facciamo per un fine del nostro ego. Ecco alcuni esempi. "Ho fatto proprio un buon lavoro; tutti ne rimarranno impressionati". "Ora che ho lavorato su me stesso così duramente, sono una brava persona". "C'è bisogno di me; se non lo faccio io, non potrà essere fatto". "L'ho fatto in maniera perfetta". "Vorrei poter fare qualcosa di diverso". "Perché Tizio e Caio non sono qui ad aiutarmi?". "Forse ne farò solo metà, così potrò andarmene prima". "Cosa importa se faccio questo, sarà di nuovo da rifare tra un'ora". "Non bisogna farlo davvero; chi lo ha detto?".

Non c'è nulla di sbagliato nell'avere uno di questi pensieri o sensazioni. È quel che fa l'ego: giudica costantemente e voi avete bisogno del vostro ego per vivere in un corpo umano. Giudicare voi stessi o provare a usare la vostra volontà per vincere questi pensieri non fermerà il vostro ego dal "chiacchierare" con voi. Semplicemente, fate pace con questo e, come diciamo noi, "Siate osservatori e passate i popcorn". Diventate consapevoli dei pensieri e delle sensazioni che sorgono e richiedono la vostra attenzione: semplicemente osservateli e abbiate compassione per il vostro ego umano. Allo stesso tempo, diventate sempre più consapevoli della parte di voi che serve davvero, la parte che esiste nello spazio senza tempo in cui il servizio semplicemente è, e voi siete nel flusso di ciò. Questo è il vero dono del "seva": invece di essere nello spazio limitato dei bisogni del vostro ego, potete essere nello spazio beato e infinito del flusso della Mente Neutra attraverso il servizio.

Il 4° Corpo corrisponde al quarto chakra ed è anche chiamato "Coppa di Preghiera". Agisce come "motore" per gli altri nove Corpi. Il processo integrato dei 10 Corpi consiste nel controllarli tutti e poi agire attraverso il 4° Corpo.

Io ho imparato a fidarmi della guida del mio 4° Corpo, così ascolto la mia anima anche quando potrei non conoscere il risultato futuro. Ho assunto l'incarico di costruire una Gurdwara (un tempio Sikh) a Española, in New Mexico, perché sentivo che questo avrebbe avuto un effetto di integrazione sulla comunità. Ero disposto ad affrontare sacrifici e difficoltà, mentali ed economiche. Ho avuto bisogno di un anno per recuperare da tutto questo, probabilmente perché il mio ego era coinvolto. Ma questa non è necessariamente una cosa negativa. Ho usato il mio ego per servire uno scopo più elevato. Mentre siete in questo corpo non potete mai essere privi di ego, ma potete porlo al servizio di una funzione più ele- vata. La chiave sta nel vostro poter riconoscere che lo Spirito sta agendo attraverso voi e che alcune cose sono destinate a fluire attraverso voi.

Alcune persone con un 4° Corpo squilibrato potrebbero avere caratteristiche facciali asimmetriche o altre asimmetrie nel corpo, perché i due emisferi del cervello non sono in equilibrio. La dislessia e altri disordini dell'apprendimento si manifestano quando l'emisfero destro e quello sinistro non comunicano (correttamente). Potrebbe esserci anche una rigidità a livello del diaframma, problemi respiratori, aritmie cardiache o anche l'ernia iatale.

Quando il 4° Corpo è fuori equilibrio, avete difficoltà nell'integrare le esperienze e nel trovarne il significato. "Perché è

successo a me? Non mi meritavo questo!". Voi non riconoscete che ogni cosa nella vita ha uno scopo più grande. Dolore, tristezza e vittimizzazione sono causati dall'incapacità
di integrare gli eventi in uno modo yogico. La cultura occidentale tende a vedere la vita in termini di giusto o sbagliato. È
difficile integrare gli eventi se si crede che questi siano bian- chi
o neri. È difficile osservare ogni cosa come una lezione se ogni
cosa deve essere giusta o sbagliata. Molti occidentali non hanno,
per natura, una forte Mente Neutra e hanno bisogno di
svilupparla consapevolmente.

Un giorno nel mio studio stavo facendo un trattamento a
una donna e la mia intuizione mi disse: "Semplicemente
ascoltala e aspetta a parlare". Come terapeuta-guaritore, ho
imparato a usare la mia Mente Neutra per ascoltare non solo
le parole che la persona dice, ma anche quel che dice la sua
psiche. Questa donna stava dicendo "Mi fa male la schiena
qui e quando mi giro mi fa male qui", ma mentre pronun-
ciava queste parole, tutto quello che potevo udire era "Lei è
stata maltrattata e non lo ricorda, ma non dirglielo ancora.
Non sarà capace di gestirlo ora". Così ho scritto i dettagli
delle sue lamentele sulla sua storia medica. Sapevo nel mio
cuore che il suo reale dolore proveniva da quel maltratta-
mento. La mia intuizione mi aiutò dicendomi di ascoltare con
cura attraverso la Mente Neutra e questa mi disse cosa fare
con questa conoscenza. Ricevere un'informazione con la vostra intuizione è un passo, poi questa va bilanciata con la
Mente Neutra prima di sapere cosa farci. Io ho continuato a
trattare quella donna per due volte a settimana per tre mesi e
poi per una volta a settimana nei successivi tre mesi. Sei mesi
dopo averla incontrata, lei entrò nel mio studio e disse: "Dr.

Khalsa, mi sento meglio al 95%, ma c'è questo dolore...". A questo punto, la mia Mente Neutra mi disse: "Ora puoi dirle che è stata maltrattata". In quel momento avrei potuto permettere alla paura di prevalere, ma mi affidai al mio 4° Corpo, così dissi: "Beh, tu hai questo dolore perché quando eri molto piccola sei stata maltrattata". La donna pianse per tre ore e poi uscì una protuberanza proprio sul punto dell'agopuntura che memorizza i vecchi traumi sessuali. Mi disse: "Io non l'ho mai detto a nessuno". Una settimana prima che venisse da me, lo zio che l'aveva maltrattata stava morendo. Sul suo letto di morte la guardò e le chiese: "Mi hai perdonato?". Questo aveva innescato tutti i suoi vecchi ricordi dell'evento.

Come terapeuta-guaritore, in quella situazione ho avuto bisogno di una forte Mente Neutra. Non avevo bisogno di analizzare alcunché, né di psicanalizzare la sua esperienza. Avevo bisogno di ascoltare la mia Mente Neutra e obbedire alla sua guida.

Un'altra volta, un mio amico continuava a raccontarmi tutte le cose negative che gli erano successe nella vita. Avrei potuto rispondergli aiutandolo a vederne il lato positivo per dargli speranza, invece la mia Mente Neutra mi disse di affrontarlo, di aiutarlo a rompere questo ciclo negativo continuo. Grazie alla relazione con il mio 4° Corpo, mi sono fidato di quella voce in me e ho lasciato che il confronto fluisse attra- verso me. Mi sono fidato che sarebbe stato nel migliore inte- resse del mio amico e così fu.

Quando avete accesso alla Mente Neutra, il 4° Corpo, po- tete comandarlo per superare tutto ciò che vi impedisce di es- sere creativi. Un 4° Corpo forte vi permette di integrare le polarità della vita. Vi permette di andare oltre il questo-o-quello per arrivare al tutti-e-due. Fa sì che vediate le apparenti contraddizioni della vita come un paradosso. Il 4° Corpo non ha genere; è quello stato di purezza oltre le dualità. Dona inoltre la capacità di tornare da quello spazio infinito di nessuna dualità e riconoscere il qui e ora: "Io sono un essere umano e sono destinato a fare alcune cose in questa vita".

Ci sono potenti terapie yogiche per rinforzare il 4° Corpo, così che possiate fare esperienza dell'equilibrio e della neutralità. Il Kirtan Kriya (o meditazione con il Sa Ta Na Ma) equilibra tutti e cinque i tattva (o elementi) e gli emisferi del cervello. Gli esercizi a schema incrociato (es. braccio destro con gamba sinistra e viceversa) di fatto ispirano il corpo calloso del cervello a creare fibre connettive tra i due emisferi. Ci sono anche delle meditazioni specifiche per il loro bilanciamento. Potete meditare su mandala yogici, poiché lo schema del mandala guida il cervello in uno spazio neutro.

Il processo del creare un'espressione neutra e integrata degli eventi della vita è il "viaggio" dello yogi. Quando non partecipate più alla reattività del karma, potete davvero servire l'umanità. Voi siete neutri non per essere confusi con l'essere "neutralizzati". Un forte quarto chakra si esprime come impegnato e potente, non accomodante o disconnesso. Esprimete la luce della vostra anima con forza equilibrata e in modo chiaro e diretto. Non avete bisogno di riconoscimento, né di premi, né di nulla, perché voi già avete tutto.

5. Quinto Corpo: Corpo Fisico

Equilibrio - Sacrificio - Insegnamento

Il vostro 5° Corpo è quello che tutti vedono, quello attraverso il quale gli altri nove Corpi possono recitare la propria parte. Quando avete un quinto chakra equilibrato, siete equilibrati nella vostra vita e conoscete l'equilibrio della vita.

Cosa significa essere equilibrati? Se vi trovate a lavorare per sette giorni alla settimana, per creare più equilibrio potreste scegliere di spegnere il vostro telefono e di non usare internet per ventiquattro ore. Se non siete in equilibrio rispetto alle vostre abitudini alimentari e volete creare un migliore equilibrio, potreste scegliere di digiunare un giorno alla settimana. Una persona equilibrata conosce le proprie capacità e si prende del tempo per restare da sola e rigenerarsi. Quotidianamente io prendo questo tempo per me stesso nelle prime ore del mattino, con lo Yoga e la meditazione.

Per tenere in equilibrio la vostra pratica yogica, praticate le asana e il rilassamento lungo e profondo. Così tante persone praticano le asana e poi saltano direttamente nelle loro vite piene, senza prendersi il tempo di integrare gli effetti delle asana e senza equilibrare "fare" ed "essere". Inoltre, siate attenti a equilibrare le pratiche che vi sostengono personalmente con le pratiche per connettervi alla consapevolezza di gruppo e con quelle che vi connettono alla consapevolezza universale. Ecco alcuni esempi di come potete fare tutto questo: la pratica quotidiana di un kriya e di una meditazione nelle prime ore del mattino (piano personale); frequentare classi di Yoga di gruppo e praticare il seva, il servizio disinteressato (piano di gruppo); offrire una preghiera presso un altare per una trasformazione/guarigione globale (piano universale).

Per mantenere in equilibrio la vostra vita, dovete osservare come usate il vostro tempo e la vostra energia. Quanto tempo è per voi? Quanto per gli impegni della vostra comunità? Quanto per la vostra famiglia? Quanto per i vostri affari? C'è un equilibrio che avete bisogno di mantenere per ottenere la giusta "quantità" di Yoga, meditazione, esercizio fisico, acqua e cibo, sonno, sesso, lavoro, rilassamento, contemplazione, tempo per socializzare, privacy: tutti gli elementi di una vita sana. Assicuratevi di occuparvi di ogni cosa in modo equilibrato, anche con le cose apparentemente terrene, come il precipitarsi in bagno o il mangiare troppo. Questo o qualsiasi mancanza di equilibrio ha sempre un impatto sulla forza complessiva del vostro 5° Corpo.

Quando il 5° Corpo lavora per voi, avete la capacità di sacrificarvi. Nella cultura occidentale, siamo arrivati a pensare al sacrificio come a qualcosa di faticoso, come alla rinuncia di qualcosa che vogliamo davvero. Nei tempi recenti, la nostra cultura ha incoraggiato le persone a ricercare sempre una soddisfazione immediata e a non rinunciare mai a niente. Un forte quinto chakra vi dona la consapevolezza che qualcosa che volete oggi potrebbe mettere a rischio qualcosa di più importante che potreste volere domani. Vi dona la capacità di vedere a sufficienza l'equilibrio della vita, in modo da poter rinunciare a qualcosa al fine di mantenere le cose in uno stato di equilibrio più elevato. Il sacrificio del Sé non significa pren- dersi cura di chiunque altro e non di se stessi. Significa sacri- ficare i vostri desideri egoistici così che il vostro Sé più elevato possa servire una causa più grande.

Quando avete un quinto chakra forte, potete sacrificare la vostra convenienza per il beneficio più elevato degli altri,quando questo è necessario. Se un vostro amico vi chiama di sera Durant e il vostro programma televisivo preferito e dice "Ho appena avuto un'esperienza orribile. Per favore vieni qui, devo parlarti", voi andate subito, senza farvi alcuno scru- polo. Chi ha invece un quinto chakra debole dirà: "Non ho tempo ora. Sono troppo occupato. Lavoro ottanta ore alla set- timana e adesso ho bisogno di rilassarmi". Una persona così, probabilmente, non vuole essere egoista ma, se lavora ottanta ore alla settima, la sua vita è così fuori equilibrio che non rie- sce a vedere oltre il proprio naso. Riequilibrare la vostra vita vi consente di sacrificarvi con grazia quando è necessario.

Quando il vostro 5° Corpo, il chakra della gola, è forte, voi sarete oratori eloquenti e flessibili. Avrete un'ampia capacità di comunicare e una naturale abilità di sapere quando parlare e quando non farlo. Ancora, il senso dell'equilibrio è la chiave. Quando il vostro quinto chakra è potente, naturalmente con- dividerete ciò che sapete attraverso l'insegnamento.

Insegnare implica un sacrificio. Essere insegnanti necessita che voi manteniate una distanza per riflettere il potenziale più elevato della persona con cui siete, senza cadere in con- versazioni politiche o di autocommiserazione. Come inse- gnanti di Kundalini Yoga noi facciamo un giuramento prima di insegnare: "Non sono una donna, non sono un uomo, non sono una persona, non sono me stesso/a, io sono un/una insegnante". Questo mantra crea una connessione pura con il 5° Corpo, il corpo dell'insegnante. Poi, come insegnanti, voi usate il potere delle vostre parole per ispirare, il che talvolta significa che dovete dire qualcosa che non sarà né gradito né caloroso e che sarà vago. Quando vi impegnate a tenere questo spazio sacro dell'insegnante, sarete in grado di farlo sempre e con chiunque.

Quando avete un quinto chakra forte, siete in equilibrio: non troppo magri, non troppo sovrappeso, proprio nel giusto mezzo. Avete lineamenti del viso simmetrici e un buon senso dell'equilibrio nel vostro corpo fisico.

Come sapete se il 5° Corpo di qualcuno è debole? Io gli chiederei se gli piace insegnare: "Insegni qualcosa? Ti piace far vedere alle persone come fare le cose?". Ognuno ha qualcosa da poter insegnare. La maggior parte delle volte, quando qualcuno viene da me avendo bisogno di guarire, c'è qualcosa di squilibrato nella sua vita. Io cerco sempre cosa sia. Ha "disturbato" la sua armonia da qualche parte e questa armonia ha bisogno di essere ripristinata. Ha bisogno di equilibrare tutte le parti della sua vita. Per esempio, se vi impegnate per ottanta ore alla settimana per un po', poi è meglio se portate il/la partner in vacanza per il mese successivo, altrimenti farete esperienza del dramma dello squilibrio.

Il quinto chakra si trova nella zona della tiroide. Quando il 5° Corpo è squilibrato, la tiroide può cominciare a funzionare male. Potreste avere dei problemi metabolici, problemi nella crescita o alla zona del collo. Lo squilibrio della tiroide può anche causare disturbi al cuore e all'intestino tenue.

Quando il vostro quinto chakra, il chakra della gola, è bloccato, potreste avere problemi nel parlare. Portate in contatto il pollice e il mignolo della mano destra e fate lo stesso con la mano sinistra (Buddhi Mudra). Vibrate il Mantra "Ra Ra Ra Ra, Ma Ma Ma Ma, Rama Rama Rama Rama, Sa Ta Na Ma". Ho visto questa meditazione guarire delle persone che balbettavano. Armonizza i due emisferi del cervello equilibrando la comunicazione in entrata della mano sinistra e la proiezione in uscita della mano destra.

Per mantenere il 5° Corpo forte e in equilibrio, fate esercizio per almeno mezz'ora per tre volte alla settimana. Questo è il minimo; un'ora al giorno sarebbe ottimale. Avete inoltre bisogno di mezz'ora di Yoga ogni giorno e di fare esercizio aerobico per tre volte alla settimana. Dovete portare fuori questo tipo di energia per mantenere forte il 5° Corpo così che, quando le opportunità arriveranno, l'equilibrio tra la vostra volontà e le vostre sensazioni vi permetterà di fare il sacrificio necessario. La parola "sacrificio" deriva dalla parola latina "sacrificium", che significa "rendere sacro". Questo è il vero dono di un 5° Corpo forte: vivere la vita in un tale equilibrio e in una tale armonia da arrivare a capire che parte della vita è sacra.

6. Sesto Corpo: Linea d'Arco

Protezione - Proiezione - Intuizione

Il 6° Corpo è la Linea d'Arco, che va da un lobo dell'orecchio all'altro, sopra la fronte *(nelle donne ce n'è una seconda che va da un seno all'altro)*. È il punto di equilibrio tra il regno fisico e il regno cosmico; coordina l'afflusso di cono- scenza cosmica dai Corpi superiori e la integra nei primi cin- que chakra.

Il 6° Corpo corrisponde alla ghiandola pituitaria, la ghiandola maestra del sistema endocrino. Esso controlla il sistema nervoso e le ghiandole. Il sesto chakra governa il meridiano pericardico (che protegge il centro energetico del cuore e le ghiandole) e il meridiano triplo riscaldatore (anch'esso collegato alle ghiandole). Un 6° Corpo forte si manifesta con l'avere un'intuizione potente, che protegge il centro energetico del cuore e vi permette di vivere con un cuore aperto. Ciò rende il sistema endocrino forte e di conseguenza rinforza il sistema nervoso, permettendovi di affrontare gli stress della vita senza dover "spegnere" il vostro cuore.

Quando la conoscenza intuitiva del 6° Corpo, la Linea d'Arco, protegge il centro energetico del cuore, siete sicuri di voi stessi, aperti e amorevoli. Potete inoltre contare su voi stessi: se c'è una minaccia, potete prendere il controllo della situazione e gestirla. Una persona il cui sesto chakra funziona bene fa affermazioni come: "Io sono sempre nel posto giusto al momento giusto, le cose fluiscono così facilmente per me, ogni cosa che faccio funziona, posso risolvere qualsiasi problema tu possa darmi". Questa persona è risoluta, articolata e concentrata. Quando le parli, è davvero presente.

Ci sono due aspetti relativi al 6° Corpo: protezione e proiezione. L'intuizione del sesto chakra vi protegge dicendovi cosa sta per succedervi. Guidando in strada, potreste sentire l'impulso di girare alla via successiva. Quella sera, guardando il telegiornale scoprite che, grazie a quella deviazione, avete evitato di finire nel traffico per un'ora. Talvolta, sentite qualcosa riguardo una persona o una situazione e più tardi vi rendete conto che quella sensazione vi ha impedito di essere coinvolti in qualcosa di distruttivo. La vostra intuizione vi protegge quando avete una relazione chiara con il 6° Corpo.

Quando scegliete consapevolmente di ascoltare la vostra intuizione, ottenete la conferma interiore del vostro senso psichico. Quando vi fidate al 100% del vostro intuito, voi ascoltate la vostra anima. Che sia vero o falso secondo le altre persone, questo non è importante per voi, perché non è di questo che vi fidate. Voi vi fidate della "conversa- zione" con il vostro Sé interiore.

Un 6° Corpo forte vi dà la conoscenza intuitiva rispetto al vostro partner. Ciò è importante perché lui/lei ha accesso diretto al vostro cuore. Di solito, finite per discutere con il partner se quel giorno non vi siete preoccupati di entrare in sintonia con lo spazio in cui lui/lei si trova. Si comincia una conversazione senza essere attenti, consapevoli o sen- sibili. Quando invece sapete usare l'intuizione, non do- vrete "spegnere" il vostro cuore, come mezzo di difesa. Un 6° Corpo forte vi dà la capacità di mantenere la proiezione dell'intenzione di essere nella relazione per lungo tempo, piuttosto che voler avere ragione sul momento.

La Linea d'Arco vi dona anche il potere della proiezione, la capacità di manifestare le cose che volete nella vostra Sesto Corpo: Linea d'Arco vita. Concentra la vostra proiezione e la allinea con il vo- stro senso di sacralità. Quando sapete di essere "uno" con lo Spirito, qualsiasi proiezione si manifesta. È solo quando vi separate e pensate che la volontà dello Spirito e la vostra sono differenti che voi non siete in grado di "manife- starvi". Con un 6° Corpo chiaro, non c'è alcuna separa- zione tra la vostra volontà e quella dello Spirito. Con un 6° Corpo forte, voi siete nel totale flusso dello Spirito.

Di fatto, sia la protezione che la proiezione avvengono simultaneamente. La Linea d'Arco è la parte proiettiva esterna del Terzo Occhio. Internamente, al Punto del Terzo Occhio, voi valutate tutte le informazioni, le portate nella vostra psiche totale e ascoltate la risposta. Esternamente, proiettate la vostra intenzione in maniera così mirata che l'Universo risponde.

Al sesto chakra ci si riferisce anche come "persona in preghiera", qualcuno la cui vita interiore è nel costante fluire del Sé intuitivo. Il vostro essere è una preghiera vi- vente, una manifestazione, non il chiedere qualcosa. Una "persona in preghiera" sa che la propria frequenza vibra- toria è ciò che manifesta ogni cosa nella vita.

Uno squilibrio nel 6° Corpo porta a squilibri ghiandolari.

61

Qualsiasi tipo di squilibrio ghiandolare porta a disfunzioni a livello di comportamento. La vostra mente saltellerà irrequieta e le sarà impossibile concentrarsi. Troverete diffi- cile mantenere la vostra personalità in un flusso costante e avere un comportamento regolare e coerente. In forme estreme, potrebbe manifestarsi come maniaco depressivo. Il sistema nervoso di una persona spirituale è forte e sta- bile. Questa capacità si ottiene quando avete un sesto cha- kra equilibrato.

La pratica della meditazione "Sodarshan Chakra Kriya" è un ottimo modo per equilibrare e rinforzare il sesto cha- kra. La profondità della vostra meditazione è basata sulla forza del vostro Punto dell'Ombelico. Questa è la ragione per cui il "Sodarshan Chakra Kriya" è potente: connette il terzo e il sesto chakra così che la forza della vostra proie- zione possa emergere. Il "Sodarshan Chakra Kriya" vi aiuta a prendere tutta l'energia sviluppata nei vostri chakra più alti e la riporta al corpo perché si manifesti sul piano terreno.

Con un forte 6° Corpo, tutto quel che dovete fare per ot- tenere quel che avete in mente è concentrarvi realmente su di esso. Quando sviluppate il vostro sesto chakra, avete questo genere di concentrazione. Definite un'intenzione e questa si manifesta. Semplicemente pensate a qualcosa e questa accade. Avrete la conferma costante che siete "uno" con l'Universo; ne siete di continuo la prova vivente. Ono- rerete e rispetterete ogni parola e pensiero come una pre- ghiera, una proiezione energetica che vivrà per sempre nei registri akashici (*piani sottili nei quali vengono "registrati" tutte le azioni, i pensieri e le intenzioni dell'essere umano*).

7. Settimo Corpo: Aura

Sicurezza - Amore - Gentilezza

Il vostro 7° Corpo è la vostra Aura, il campo elettromagne- tico che circonda il vostro corpo. Parte dal "Decimo Can- cello", il "chakra della corona" che è aperto alla nascita e che si chiude crescendo. L'apertura di questo chakra permette l'emanazione del 7° Corpo, l'Aura. Vi dona la capacità di di- morare nel vostro Sé reale e di sentire la sicurezza della vostra identità spirituale. Un'Aura forte vi fa sentire al riparo e al si- curo. È il vostro involucro energetico, come un abbraccio co- stante dall'energia divina materna dell'Universo. Questo senso di sicurezza vi dà la possibilità di connettervi al vostro cuore e di essere amorevoli e gentili verso voi stessi e verso gli altri.

L'Aura è creata dal fluire dell'energia che scorre attraverso il sistema dei meridiani del corpo. L'energia entra dal Decimo Cancello, ridiscende nei chakra e passa nel sistema delle nadi o dei meridiani. Quanta forza vitale permettete di fluire attra- verso questo sistema circolare di meridiani determina le di- mensioni della vostra Aura. Meno bloccati sono i chakra e i meridiani, più l'energia può fluire, maggior voltaggio sarà creato e più forte sarà la vostra Aura.

Una mentalità ristretta e la paura restringono l'Aura cre- ando blocchi nel sistema dei meridiani e chiudendo il Decimo Cancello. Scopo dello Yoga e della meditazione è creare suffi- ciente "calore" psichico per "bruciare" questi ostacoli, rimuo-

63

vere ogni concetto limitato e squilibrato riguardo voi stessi o riguardo la vita, così che possiate avere un più grande afflusso di prana attraverso il sistema. Ciò crea un campo magnetico più ampio, un'Aura più forte e, di conseguenza, una migliore e maggiore protezione.

Nessuno è più protettivo di una madre con i suoi figli. Ha una tale sensibilità aurica che, quando il bambino è in un'altra stanza ed emette il suono più piccolo, lo sente e si alza per andare a prendersi cura dei suoi bisogni. Il settimo mese è Luglio e, astrologicamente, è il mese del Cancro, che rappresenta la madre e l'Aura, il 7° Corpo.

Il 7° Corpo corrisponde alla ghiandola pineale, chiamata dagli yogi "Decimo Cancello". Quando questa comincia a irradiare, vi rendete conto che siete esseri in grado di controllarsi e che potete integrarvi a livello sociale e mantenere inoltre un forte senso del sé. Siete capaci di allontanare la negatività delle persone e mantenere la vostra armonia. Nel corpo il settimo chakra governa il sistema immunitario. Nella medicina cinese corrisponde al meridiano milza-pancreas. Il vostro sistema immunitario combatte la malattia così come un campo magnetico forte combatte la negatività.

Quando il 7° Corpo è forte, è facile mantenere la propria identità in gruppi ampi. Ci si sente a proprio agio sia da soli che nella folla. Chi ha un campo magnetico debole tende a evitare la folla, mentre quando è forte è facile distinguere quali pensieri sono vostri e quali state cogliendo da altre persone. Chi ha un campo magnetico solido può naturalmente integrare le questioni che le altre psiche gli presentano. La situazione si manifesta al suo campo magnetico, questo comincia a integrarla nella psiche e poi il fluire naturale dell'intuizione si muoverà. Spesso le persone escono da una lezione di Yoga dicendo che gli insegnamenti condivisi hanno risposto alle domande che esse avevano prima di entrare a praticare.

Tipicamente, si osserva che chi ha un campo magnetico forte è ben centrato rispetto al cuore ed è aperto con i propri sentimenti. Queste persone possono facilmente scegliere quanto essere "aperti" con i loro sentimenti e nei confronti di quali persone.

La maggior parte delle persone non ha un grande sviluppo a livello aurico, il che non permette di sperimentare una sicurezza interiore stabile. Allora impiegano la loro energia provando a ottenere la sicurezza dal numero di automobili, case, amici o barche che possiedono, cercando di creare la sicurezza esternamente, quando invece questa può solo arrivare dall'esperienza di un 7° Corpo forte.

Come appare una persona quando ha un 7° Corpo debole? Sembra impaurita e insicura. È facilmente vittima. Non mantiene alcun senso di identità del Sé; non riesce a stabilire chi è. Come un camaleonte, agisce in un modo quando è con alcuni e in modo differente con un altro gruppo di persone. Con un 7° Corpo debole, viene facilmente influenzata dagli altri. Qualcuno dirà "Facciamolo" e lo farà, anche se va contro i propri principi.

Come chiropratico, mi capita spesso di vedere l'insicurezza espressa da dolori nella zona lombosacrale. Se avete un campo magnetico debole, potreste anche non riuscire a sentire il vostro cuore, potreste avere il diaframma teso perché è in difesa del vostro centro energetico del cuore. La risposta yogica è di rinforzare il campo magnetico, in modo che questo scudo energetico lo proteggerà. Allora sentirete che le vostre vulnerabilità sono coperte e potrete abbandonare l'armatura che protegge il cuore. Alcuni problemi fisici collegati a un 7° Corpo debole sono il diabete, l'ipoglicemia e debolezze o carenze a livello del sistema immunitario.

Un 7° Corpo forte è la chiave per sviluppare il vostro 8°, 9° e 10° Corpo. Quando il vostro campo magnetico è forte, l'8° Corpo, il Corpo Pranico, può muovere il prana nel Sistema autocontenuto del campo magnetico, che allora può continuare a espandersi. Quando questo si espande fino a una certa dimensione, il 9° e il 10° Corpo, Corpo Sottile e Corpo Radiante, cominciano a mettersi all'opera. Quando ciò avviene, la ghiandola pineale irradia, il che neutralizza la negatività interna ed esterna. Diventate una sfera organica autoprotetta che mantiene la propria integrità. Tutto questo comincia ad accadere solo quando il 7° Corpo, il campo magnetico, è stato sufficientemente sviluppato.

Alcune tecniche per sviluppare il 7° Corpo sono descritte nel libro "Numerologia per la Maestria del Sé" e potete trovarne altre per renderlo forte. Anche i cibi dolci e gialli sono buoni per il 7° Corpo: pesche, papaya, ananas e banane. Le pietre gialle come il quarzo citrino e l'ambra rinforzano questo Corpo. Poiché la ghiandola pineale riflette il 7° Corpo, qualsiasi meditazione che usa il "Decimo Cancello" rinforzerà anche il campo magnetico. Di fatto, la meditazione è lo strumento più potente che avete per rinforzare il 7° Corpo.

Con un campo magnetico forte, il vostro centro energetico

del cuore può aprirsi e sbocciare. Ciò crea una sensazione di sicurezza, indipendentemente dalle circostanze esterne. Un 7° Corpo forte vi farà "saltare" verso l'Infinito e sentire... "Io sono un'anima! Sono un essere naturale autocontenuto in questo campo di energia. Posso isolarmi da tutta la negatività attorno a me e posso neutralizzare tutta la mia negatività interiore". Una volta che saprete farlo, sarete pronti a fare esperienza degli altri piani più sottili dell'esistenza, per entrare in quella vastità che è nel campo magnetico. Allora potrete portarla indietro al sesto chakra e integrare l'Infinito nella vostra vita.

8. Ottavo Corpo: Corpo Pranico
Energia - Coraggio - Autoiniziazione

Il dono di un 8° Corpo forte è sentire, con ogni respiro, che voi siete "uno" con l'Universo. Ottenendo la maestria dell'8° Corpo, in modo costante porterete energia vitale al vostro sistema, equilibrerete le vostre tre menti, aprirete il centro energetico del cuore, farete esperienza della vita come espressione d'amore e vi sentirete coraggiosi.

Il 7° e l'8° Corpo lavorano insieme per trasformare la paura in coraggio. Il vostro campo magnetico vi fornisce un "contenitore" protettivo così che il prana possa svilupparsi. Questo crescente livello di prana in seguito rinforza il campo magnetico e vi fa sentire sempre più protetti e completi. Que- sta sensazione vi rilassa e così respirate in modo sempre più profondo, il che trasferisce più prana al vostro campo magnetico. Questo si rinforza e voi vi sentite più al sicuro e vivi; il vostro cuore si apre, si espande e si riempie di amore. È una spirale crescente meravigliosa e infinita.

Per aprire il Corpo Pranico avete bisogno di lasciare andare l'armatura attorno al vostro cuore, così da poter respirare profondamente e assorbire non solo più ossigeno ma anche più prana. L'ossigeno è necessario al corpo e il prana dà energia alla Kundalini. Per abbandonare quell'armatura, il vostro 7° Corpo deve essere forte, deve essere lì per proteggervi in modo che, quando il diaframma e l'armatura cominciano ad allentarsi, non vi sentirete vulnerabili e rinchiusi. Il 95% delle persone respirano a livello toracico; non respirano dal diaframma perché sono troppo tese a causa dell'armatura che hanno costruito. Io lavoro anche con degli atleti e la maggior parte di loro respira a livello toracico; raramente la loro respirazione è diaframmatica. Noi respiriamo in modo superficiale come meccanismo di difesa per proteggere il nostro cuore, rendendolo inaccessibile. Imparando come rinforzare il nostro Corpo Pranico, troveremo un modo più illuminato e sano per proteggere il nostro cuore.

Chi sa leggere il palmo delle mani vedrà che la linea della vita secondaria è marcata nelle persone che hanno un Corpo Pranico forte. Hanno molta riserva di energia perché il Corpo Pranico permette loro di conservarla nei reni. Le persone il cui Corpo Pranico funziona bene non saranno impulsive. Se una persona è impulsiva o "precoce", che si tratti del prendere decisioni, di sesso o di sport, significa che non riesce a trattenere molto bene l'energia, perché ha un 8° Corpo debole. Quando sapete mantenere il prana, voi nutrite gli eventi della vita e non siete così veloci da lasciarli volare via.

Chi ha l'8° Corpo forte è completamente coraggioso, tuttavia potrebbe essere coraggioso senza delicatezza. Forse sono surfisti temerari o audaci arrampicatori. Danno libero sfogo all'energia del loro 8° Corpo nella sua forma grezza. Non necessariamente sono aggraziati, cosa che avviene attraverso lo sviluppo del 9° e del 10° Corpo.

Un 8° Corpo debole potrebbe avere come esito l'ipoglicemia, problemi alle surrenali, situazioni di stanchezza e di esaurimento. Quando qualcuno soffre di sindrome di fatica cronica, il diaframma non funziona. Si tratta di persone così protettive rispetto al proprio centro energetico del cuore da non lasciar fluire alcuna forma di energia. Nella medicina cinese questa è definita "debolezza renale". Tutta l'energia "Chi", generata attraverso la respirazione, viene conservata nei reni, la sede della vita. Quando non generate energia "Chi", a causa del diaframma così costretto da poter appena respirare, non c'è nulla da poter immagazzinare.

Gli yogi dicono che l'inizio della malattia è nel malfunzionamento del Corpo Pranico. La malattia avviene quando il prana non può fluire liberamente attraverso il sistema. La chiave di ogni guarigione è nel portare consapevolezza a qualsiasi cosa che possa causare tale blocco, così che il flusso di energia possa essere ristabilito. Fate ogni cosa possibile per permettere alla vostra energia di fluire: un vigoroso kriya di Yoga o una qualche potente tecnica di pranayama. Facendolo, vedrete dove la vostra psiche è bloccata, perché quando forzate la vostra energia attraverso un sistema chiuso, il collegamento più debole viene esposto. Ogni volta che la vostra energia si blocca, rimanete lì. Ascoltate quel che la vostra psiche vi dice. Dite a voi stessi "Io lo sto liberando ora!", poi, consapevolmente, invece di dire "Io devo liberarmi di tutte le mie nevrosi", dite semplicemente "Io sono meraviglioso. Il calore di questo pranayama sta sciogliendo tutti gli ostacoli. Io sono completamente elevato".

Raggiungete la maestria dell'8° Corpo diventando consapevoli del vostro respiro e imparando a rallentare il ritmo della respirazione. Più ossigeno potete inspirare a un ritmo molto lento, maggiore maestria avrete del vostro ottavo chakra. La maggior parte delle meditazioni usa tipi particolari di respirazioni. Nel Kundalini Yoga, la tecnica più potente per attivare l'8° Corpo è il "Respiro in un minuto" *(20 secondi per completare l'inspirazione, 20 secondi di apnea a polmoni pieni, 20 secondi per completare l'espirazione).* Attività che incoraggiano la respirazione diaframmatica, come gli esercizi aerobici o il cantare, sono anch'essi di aiuto ad aprire il Corpo Pranico.

Il Respiro di Fuoco è uno strumento efficace per ricaricare il Corpo Pranico. Questa respirazione yogica è una tecnica che non incrementa l'elemento "fuoco", ma creerà il calore fisico necessario a generare un flusso armonico di prana in tutti i Corpi. Passare dalla Posizione del Cammello alla Posizione del Bambino e viceversa è una tecnica efficace per aprire in avanti e indietro la zona del diaframma e, quindi, del centro energetico del cuore. All'inizio fatelo con un respiro semplice e profondo e poi, dopo esservi aperti un po', potete continuare la pratica con il Respiro di Fuoco. Il Nauli Kriya *(esercizio che ha per scopo l'igiene del colon usando il movimento controllato dei muscoli retti dell'addome),* praticato per 3-5 minuti come prima cosa al mattino può rilassare la zona del diaframma per rendere la respirazione più profonda e più fluida.

L'agopuntura, insieme a una respirazione focalizzata sul rilassamento del diaframma, è efficace per lavorare sull'8° Corpo. Per sbloccare il centro energetico del cuore dovete rilassare il diaframma e modificare lo schema di respirazione. È questo che permette al "Chi" di fluire. Come chiropratico, vedo la manifestazione di problemi relativi all'8° Corpo nelle tensioni della zona centrale della schiena. Quando riequilibro questa zona, aumenta la capacità di respirare in modo più profondo.

Le persone vivono spesso alla giornata. Pochissime sono veramente consapevoli di avere una presenza e un campo magnetico. È molto difficile espandersi oltre il settimo chakra. Una volta creata una connessione con l'8° Corpo, voi dovete autoiniziarvi. Lo farete quando sarete consapevoli di una funzione umana non conscia: la respirazione. Il controllo del respiro vi dona il dominio sulla mente e una volta che la mente viene "contenuta", questa rifletterà la luce della vostra anima. Immaginate la mente come un lago e l'anima ne è il fondo. Se la mente non è mantenuta quieta, creerà così tante onde da rendere impossibile vedere l'anima. Ecco cosa significa "contenere" la mente: renderla quieta, così che possa fare il suo vero lavoro, ossia riflettere la luce dell'anima. Con un 8° Corpo forte, siete in grado di contenere voi stessi, siete in grado di appagare voi stessi, siete autoilluminati e autoriconosciuti nell'estasi di voi stessi.

9. Nono Corpo: Corpo Sottile

Sottigliezza - Calma - Maestria

Il 9° Corpo è il Corpo Sottile. Quando questo è forte, voi vedete oltre l'ovvio, il letterale e il banale a favore del gioco universale che da ciò si manifesta. Le cose che di so- lito sembrano misteriose o casuali cominciano a combaciare in un vasto schema. È come un artista che fa un grande dise- gno su una parete e poi lo copre con un panno spesso, a ec- cezione di un angolo: è praticamente impossibile comprendere come si sviluppa l'intero disegno vedendo solo quell'angolo. La normale consapevolezza è proprio così. Voi vedete solo frammenti della realtà universale, così di solito traete conclusioni incomplete su quel che significano le cose, su come le cose combaciano tra loro o su dove stanno an- dando a parare. Quando il vostro Corpo Sottile viene attivato, all'improvviso è come se aveste la vista a raggi x e potete ve- dere oltre quel panno spesso: potete vedere l'intero disegno sottostante. Potete esattamente vedere come quell'angolo combacia con il resto che era nascosto; potete vedere come quell'angolo è perfetto proprio così come è e così dove è. Que- sto è lo stato di coscienza in cui non c'è alcun mistero, piutto- sto c'è la maestria. La maestria vi dà la pazienza e la calma. Voi siete in grado di vedere come il gioco dell'universo sta funzionando e come voi recitate la vostra parte, lasciando che le situazioni si dispieghino secondo i loro tempi. Avete una profonda comprensione che le cose sono concepite per essere così e che c'è un flusso.

Dove c'è maestria non c'è mistero. Le persone dimostrano la maestria in ogni ambito della vita. Io spesso penso a ciò come a un bravo artigiano gioielliere. Quando permette al proprio Corpo Sottile di guidarlo, il suo lavoro sarà veramente raffinato e sublime. Un Corpo Sottile ben sviluppato vi permette di imparare velocemente le cose. Vi dona un accesso cosciente all'intelligenza organica e universale in voi. Tutto quel che dovete fare è concentrarvi e realizzarla. Potete "nuotare" in qualsiasi situazione nuova e impararne sul momento sia le basi che le parti più sottili. Cominciate a fare un lavoro, lo imparate velocemente e finite per insegnarlo agli altri. Allora siete pronti per passare al livello successivo e imparare una serie di abilità. Tuttavia, le persone che padroneggiano velocemente le cose possono anche esserne annoiate con facilità. Arriveranno a un determinato punto e poi saranno pronte ad andare oltre perché non rimane loro niente da imparare meglio.

Quando il vostro 9° Corpo è ben sviluppato, sapete cosa c'è sotto la superficie di quel che le persone dicono. Potete leggere il linguaggio del corpo e le sottigliezze della comu- nicazione non verbale. Quando qualcuno entra in una stanza, sentite e vedete gli schemi inconsci al di sotto della sua proiezione conscia. Avete la capacità di riconoscere che la maggior parte delle cose non va gestita con la forza e vi fidate dello sviluppo di cui siete testimoni.

Nei miei primi giorni come terapeuta-guaritore intuivo qualcosa e semplicemente ne parlavo d'impulso ma, man mano che il mio Corpo Sottile si è sviluppato, mi sono reso conto che c'è un tempo e uno spazio per ogni cosa. Il Corpo Sottile vi dona la finezza e raffina il vostro tempismo.

Il 9° Corpo governa l'intestino crasso, che è parte del sistema digerente. Chi ha un 9° Corpo debole potrebbe avere problemi digestivi. Potrebbe avere inoltre difficoltà a digerire e ad assimilare informazioni, situazioni o stimoli di qualsiasi genere. Sono persone così critiche ed eccessivamente analitiche da poter avere difficoltà a lasciare che le cose vadano come dovrebbero andare. Possono essere irrequiete, mancando della calma di un Corpo Sottile ben sviluppato perché non sono in pace con il fluire delle cose così come sono.

Chi non ha maestria è bloccato nel mistero. Potrebbe essere una persona del tutto ingenua e ottusa nelle situazioni più ovvie. Quando voglio valutare me stesso, mi metto in piedi davanti a uno specchio e passo velocemente in rassegna i miei 10 Corpi - 1, 2, 3, 4, 5, 6, 7, 8, 9, 10 - per vedere come stanno andando le cose. Per testare il mio 9° Corpo, chiudo gli occhi e sento l'energia tra le mie mani mentre mi concentro sul Punto del Terzo Occhio. Il mio 9° Corpo è abbastanza forte da percepire qualcosa di sottile come l'energia tra le mani o no? Se non è forte quanto io vorrei, allora faccio qualcosa per rinforzarlo. Potrebbe essere qualcosa di semplice, come l'indossare le mie scarpe più belle o un gioiello.

Quando cominciai a praticare Yoga, andai a un incontro ad ascoltare Yogi Bhajan. Parlò di come apportare cambiamenti nella propria vita: "Fate qualcosa di nuovo per quaranta giorni e comincerete a rompere le vecchie abitudini; fatelo per novanta giorni e le nuove abitudini cominceranno a entrare nel subconscio; fatelo per centoventi giorni e la nuova abitudine sarà 'saldata' come parte di un nuovo schema di comportamento". Poi Yogi Bhajan si rivolse proprio a me e disse: "Fallo per mille giorni e sarai un maestro". Per fare esperienza della maestria di un 9° Corpo forte, praticate una meditazione o un kriya per mille giorni di seguito.

Se farete qualcosa per mille giorni, metteteci un'intenzione. Pianificatela, visualizzatela e siate chiari su come vi sentirete quando la raggiungerete. Una volta parlai con un uomo che aveva meditato per tre ore al giorno per venti anni. Lui mi disse: "Non ha funzionato". Rimasi scioccato. Non potevo credere al fatto che qualcuno dicesse di aver meditato per cosìtanto tempo senza risultato. Così gli chiesi: "Avevi un'inten- zione per la tua meditazione? Avevi un'idea di quel che avre- sti voluto ottenere, di come ti saresti sentito e di come avresti agito diversamente dopo aver praticato tale meditazione?". Lui rispose: "No, io l'ho semplicemente praticata". Senza una chiara intenzione per armonizzare qualcosa di specifico, si possono solo rinforzare i vostri squilibri.

Io ho incontrato molte persone sulla via spirituale che si affidano completamente a bhakti, la devozione. La devozione è un'importante qualità spirituale, soprattutto durante l'Era dei Pesci, un'Era di fede e di sacrificio. Ora che siamo nell'Era dell'Acquario, la fede deve essere integrata con l'esperienza. Voi avete bisogno di fare esperienza della verità, non solo di credere o di fidarvi di ciò che qualcun altro vi dice. I kriya del Kundalini Yoga generano un'integrazione tra l'energia "bhakti" e l'energia "shakti". Quando voi praticate consapevolmente con devozione (bhakti) e avete un'intenzione chiara (shakti), la pressione esterna può essere allora canalizzata per elevarvi e la cosa non vi stresserà.

La meditazione è uno strumento che avete per comprendere cosa state cercando di ottenere con lo strumento stesso. Una volta ascoltai la storia di un ragazzo che si presentò alla corte di Dio e disse che aveva meditato per sei ore al giorno, ogni giorno della sua vita, per oltre sessanta anni. Dio gli disse: "Tu hai solo praticato la 'tecnologia', ecco perché non mi hai mai trovato!". L'uomo aveva praticato esercizi yogici, mudra e mantra, ma non aveva mai avuto la proiezione di ciò di cui voleva fare esperienza grazie alla sua meditazione. Molte persone pensano che meditare possa automaticamente portare a certi risultati. La meditazione vi dona l'opportunità di modificare la vostra prospettiva riguardo l'Universo. Fa sì che il vostro universo cresca e che abbiate più possibilità. Voi dovete, consapevolmente, prendere una decisione e la proiezione di come volete che sia la vostra vita.

Un altro dono di un 9° Corpo forte è la capacità di iniziare se stessi. Una volta parlai con una signora che aveva meditato per tre ore al giorno per dodici anni. Vestiva in abiti yogici e mangiava in modo sano; fondamentalmente seguiva ogni pratica yogica. Le chiesi: "Ti sei seduta e hai ammesso a te stessa di essere una yogi?". Lei rispose: "Beh, veramente no". Io replicai: "Di quanta pratica ancora avrai bisogno prima di essere disposta a fare questa dichiarazione?". L'iniziazione di sé è semplicemente questa: autoiniziazione. Solo voi potete farlo e solo voi potete riconoscerla quando l'avete.

Quando ho cominciato a seguire il mio percorso spirituale, volevo essere un individuo realizzato, uno yogi. A un certo punto ho realizzato che non avevo in realtà definito questo per me stesso. Come avrei riconosciuto quando lo sarei diventato? È come dire "Voglio andare a New York" senza sapere dove sia o come sia, così, semplicemente, entrate nella vostra automobile e invece finite con l'arrivare a Philadelphia. Se voi andate da qualche parte, avete bisogno di sapere dov'è e come riconoscere la vostra destinazione quando ci arriverete. Beh, è difficile non accorgersi di New York, perché la prima cosa che vedete sulla strada è il ponte di George Washington e poi vedete un cartello con su scritto "New York". È così che sapete di essere arrivati lì. Se non sapete questo, continuate e finite a Philadelphia, Cincinnati o Dallas e sprecate il vostro tempo e la vostra energia. Perciò, usate la tecnologia della meditazione e dello Yoga e rivendicatela come vostra. Progettate a vostro piacere qualsiasi risultato vogliate. Un 9° Corpo forte si manifesta in forma di maestria del Sé e di calma e voi comprenderete la sottigliezza della vita.

10. Decimo Corpo: Corpo Radiante

Coraggio regale - Nobiltà - Radianza

Immaginate il vostro intero essere circondato da una gloriosa e radiante sfera di luce che si estende per circa 2,70 metri in ogni direzione. È dorata, brillante e impenetra- bile: nessuna negatività esterna può entrare e neutralizza tutte le negatività interiori. L'energia cosmica fluisce nel "De- cimo Cancello" giù nella colonna vertebrale, poi in su, ruo- tando e riempiendo i chakra, con un ritmo che si rinnova costantemente. Il 10° Corpo, il Corpo Radiante, è la parte più esterna del campo magnetico e si estende in raggi di luce con un potente flusso di prana nel campo magnetico universale. Allora, l'energia risplende e pulsa, espandendo al massimo i raggi che si irradiano.

Quando avete un Corpo Radiante forte, proiettate regalità e grazia. Vi comportate regalmente, vi vestite bene, vi ador- nate con gioielli raffinati e vi circondate di un ambiente ar- monico e bello. Anche le vostre maniere esprimono nobiltà: l'espressione del viso, il linguaggio del corpo, il tono e l'in- flessione della voce. Esercitate una presenza magnetica. Quando entrate in una sala, l'attenzione di tutti viene incon- sciamente attirata verso di voi.

Molte culture associano tratti negativi al concetto di rega- lità, che è l'espressione del 10° Corpo. Qui negli Stati Uniti diamo valore alla democrazia e al lavoro duro. Abbiamo paura che le persone con molto potere e molto ricche abuseranno della loro posizione, come spessissimo hanno fatto; così, rifuggiamo da questa parte di noi stessi, dalla nostra regalità interiore. C'è anch un'avversione nei confronti della ricchezza nelle società basate su principi religiosi che delineano una netta distinzione tra materia e spirito, nelle quali vi sentite di dover scegliere tra essere spirituali o godervi la vita e i doni dell'esistenza terrena. Il Corpo Radiante può anche rappresentare una sfida nella comunità New Age, che ha avuto inizio ponendo in grande rilievo l'eguaglianza sociale e la semplicità. Noi stiamo arrivando a comprendere che, di fatto, l'abbondanza, la prosperità e la regalità sono le fondamentali espressioni espansive del nostro Universo. È per noi il momento di rivendicare il nostro diritto di vita in questa nuova Era e di fare esperienza dell'abbondanza totale con consapevolezza.

A voi non va di discutere con qualcuno con un Corpo Radiante forte, perché non vincerete. Queste persone hanno un tale vigore da non cedere mai. Tendono a essere appassionate ed esplicite.

L'espressione suprema del 10° Corpo è il coraggio regale: il coraggio con la raffinatezza. C'è una tendenza artistica in questo, un'attitudine, una finezza. Sul campo di football, un ragazzo con un 8° Corpo forte sarà coraggioso e robusto, correrà più che può placcando gli avversari. Un giocatore con un 10° Corpo forte non sfonderà, ma correrà, poi si sposterà verso destra, si girerà su se stesso e correrà ancora: finezza e semplicità in azione.

Ho osservato che quando una persona ha il 10° Corpo che lavora bene, si impegnerà al 110% in qualsiasi cosa potrà fare. Darà più di quanto richiesto. Io ho un'amica così: qualsiasi cosa faccia, viene illuminata. C'è una certa forza che si coglie quando le si sta vicino. Occorre coraggio per dare a qualcuno il vostro "tutto", per metterci l'intero spirito, il vostro essere, dietro quel che fate. Il 10° Corpo viene chiamato "tutto o niente". Chi possiede un Corpo Radiante forte dà tutto oppure niente.

Quando una persona ha il 10° Corpo fortemente sviluppato, la amerete o la odierete. La amerete per tutta la luce che fluisce da lei o la odierete perché quella luce mette in risalto tutte le vostre ombre. È molto difficile per le persone rimanere neutre rispetto a qualcuno con un forte Corpo Radiante. Le persone il cui Corpo Radiante è sviluppato, automaticamente fanno sì che gli altri cambino.

Chi non usa il proprio 10° Corpo può essere davvero un rammollito. Non saprà affrontare le situazioni nella vita perché ha molta paura del conflitto e del riconoscimento. Un modo per valutare il vostro Corpo Radiante è quello di chiedere a voi stessi: "Se potessi permettermi di indossare vestiti e gioielli costosi, lo farei?". "No, io continuerei a indossare jeans e scarpe da ginnastica. In realtà, non mi piace risaltare troppo". Quando avete un Corpo Radiante forte, dovete essere capaci di sopportare tutte le attenzioni che attraete. A molti questo non piace, così si vestono in modo dimesso, agiscono in modo semplice e sminuiscono le proprie capacità. Questa frase famosa, tratta da "A Course in Miracles" di H. Schucman e W. Thetford, descrive bene l'esperienza di un 10° Corpo forte: "La nostra paura più profonda è essere potenti oltre ogni misura. È soprattutto la nostra luce, non la nostra ombra a spaventarci. E mentre permettiamo alla nostra luce di risplendere, inconsciamente diamo alle altre persone il permesso di fare lo stesso. Man mano che siamo liberati dalla nostra paura, la nostra presenza libera automaticamente gli altri".

Uno dei modi migliori per sviluppare il 10° Corpo è attraverso la Posizione dell'Arciere. Mantenetela per 11 minuti su ciascun lato e questa stimolerà il vostro Corpo Radiante. L'indossare abiti bianchi aumenta la forza del Corpo Radiante, così come il far crescere i propri capelli.

Il 10° Corpo è chiamato anche "Uno Più". È "uno", il numero dell'Anima, più la radianza. Il 10° Corpo è uno stato in cui voi esibite completamente il vostro Sé profondo all'esterno. Riconoscete e realizzate la vostra stessa magnificenza e volete mostrarla agli altri. Il vostro Sé divino è così trasparente che tutti lo vedono. La mia luce è la tua luce. Qualsiasi cosa fluisca attraverso me è pura radianza.

11. Undicesima Incarnazione

Centro di comando - Completamento - Flessibilità

L a psiche umana si sviluppa lentamente attraverso i primi sette Corpi. Una volta che avete sviluppato il vostro 8° Corpo, comincerete a eccellere velocemente e, in seguito, il 9° e il 10° Corpo vi daranno la capacità di una profonda consapevolezza dei regni sottili. L'undicesima posizione nella Numerologia Tantrica non è un corpo, piuttosto, è il punto di completamento, il Centro di comando. È la posizione privilegiata dalla quale dirigete il gioco dei 10 Corpi verso l'Infinito. Capite di essere dei visitatori qui sulla Terra e che siete qui per esprimere la maestria. Qualsiasi sfida affrontiate nella vita, questa non vi butta giù. Invece di reagire, agite e interagite in modo consapevole.

Immaginate come sarebbe avere la piena flessibilità della psiche avendo la maestria di tutti i 10 Corpi. Potreste fare l'esperienza di... "Questa persona davanti a me sta parlando dal suo quinto chakra, ma la sua consapevolezza è a livello del secondo e nel farlo ha applicato il suo terzo chakra. Per poter comunicare con lei, io andrò al mio secondo, terzo e quinto chakra così potremo avere un buon rapporto. Poi potrò elevarla dal suo secondo e terzo chakra tanto in alto quanto lei sarà disposta ad arrivare". Quando siete in questo stato di maestria e completamento, potete connettervi con una persona in qualunque stato possa essere, per poi elevarla.

85

Per farlo, è necessario essere nel continuo riconoscimento dello spazio del "Wahe Guru", l'estasi della realizzazione dell'Infinito, perché da quello spazio avete la flessibilità e l'adattabilità di essere a qualsiasi frequenza vogliate. Non è necessario vibrare il mantra "Wahe Guru" per ventiquattro ore al giorno. Voi dovete dimorare nella capacità e nella flessibilità date dal Centro di comando e a cui il mantra vi connette.

Nella pratica del Kundalini Yoga, l'Undicesima Incarnazione è dove noi ci connettiamo consapevolmente all'Infinito. Quando studiamo i grandi Maestri, i loro insegnamenti ci ricordano di non perderci nelle realtà terrene polarizzate del mondo. Gli insegnamenti spirituali ci aiutano ad affrontare i contrasti nelle nostre vite, perché i contrasti arrivano solo quando noi non ci relazioniamo al nostro sé infinito, quando non ci relazioniamo a questa Undicesima Incarnazione.

Un modo efficace per connetterci alla vibrazione dell'Infinito è attraverso la vibrazione di mantra sacri. Quando vibrate questi mantra specifici, vi ricalibrate verso una frequenza dell'Infinito.

Quando operate dal vostro Centro di comando interno, vedete il quadro nel suo complesso: ciò vi consente di scegliere come agire. L'essere completo, l'essere totale, è una persona che sceglie di agire consapevolmente, non di reagire inconsciamente o subconsciamente.

Il punto su cui concentrarsi è la coscienza, la vostra consapevolezza, non il vostro comportamento. Potreste aver bisogno di essere veementi nel parlare a qualcuno per aiutarlo a creare un cambiamento, ma lo fate con consapevolezza, non per i vostri bisogni emotivi o per la vostra reattività. Dopo sarete immediatamente in grado di dimorare nello stato di "Wahe Guru" e di andare avanti da lì.

Questa è la ragione per cui è necessaria una sadhana (la pratica yogica) quotidiana, così da non perdere questo stato di flessibilità. Ciò porta grande pace, perché realizzate di poter scivolare in ogni situazione, rimanere neutri ed elevarla. Molti cammini spirituali ci dicono di agire attraverso il "sacro cuore". Tuttavia, noi vi incoraggiamo a presentarvi attraverso il cuore quando potete, avendo anche quella flessibilità per "entrare" in tutti gli altri centri energetici quando è necessario.

C'è un'arte per essere insegnanti o guaritori-terapeuti, per avere quel tipo di flessibilità in cui non importa in quale centro energetico sia una persona, perché siete in grado di arrivarci, di creare una connessione e di creare una relazione. Io ho visto come ciò permette alle persone di lasciar cadere le proprie difese. Allora il guaritore-terapeuta può raggiungere il blocco ed eliminare a livello energetico il dolore che era trattenuto.

Una forte connessione con questa Undicesima Incarnazione vi darà la maestria dell'intero regno fisico e vi permetterà di accedere all'intero regno spirituale.

Createilvostrodestino con la Numerologia Tantrica

Il modello dei 10 Corpi della psiche umana fornisce un approccio integrato e olistico alla manifestazione della nostra umanità. Invece di osservare cosa non va da un punto di vista patologico per provare a risolverlo, noi vediamo un'opportunità nel creare un processo dinamico e flessibile in cui lo scopo non è semplicemente di risolvere un problema, ma di integrarlo.

Molte antiche culture avevano un modello di realtà circolare. Per esempio, i dipinti sulla sabbia dei Nativi Americani e i mandala buddhisti sono rappresentazioni di un modello circolare di realtà. In alcune culture nativo-americane, quando una persona mostrava una psiche frammentata, lo sciamano costruiva un elaborato mandala di sabbia come mezzo per riportarla all'armonia. Gli ideogrammi dei Ching hanno lo stesso scopo. L'intera tecnologia dei 10 Corpi ha lo scopo di reintegrare la psiche umana verso la sua totalità.

È qui che diventa divertente! Ora potete scegliere di cambiare il vostro destino scegliendo un alto livello di consapevolezza riguardo il vostro unico viaggio in questa esistenza. La vostra numerologia personale presenta l'opportunità di osservare quanto bene state usando le vostre risorse e come state lavorando rispetto alle vostre sfide. Ricordate, le vostre risorse sono rappresentate dai numeri del Dono e del Destino; le sfide sono rappresentate dai numeri dell'Anima, del Karma e del

Cammino. Il Dono e il Destino sono le strade fornite per- ché noi le percorriamo: voi avete raggiunto già la maestria di questi due aspetti nelle vite passate ed essi sono con voi per supportarvi e per portare forza al vostro viaggio. Avete bisogno di comprendere la loro essenza nella vostra vita. Le sfide rappresentano le opportunità in cui potete realmente modificare il vostro destino! Immaginate una ceramista: lei lavora con un blocco di creta e può darle forma fino a farne un'opera d'arte. Le vostre sfide sono il vostro blocco di creta: è sempre lo stesso materiale, a cui semplicemente non è stata data una forma in una creazione intenzionale. Ci sarà del dolore in questo processo, ma con questa consapevolezza nel riscrivere il vostro destino, la sofferenza non sarà necessaria.

Osservando le vostre sensazioni, potete misurare quanto il processo stia dando i suoi frutti. Se la vostra vita è un'espressione espansiva e serena, allora voi state creando il vostro destino. Se state reagendo, allora siete in uno spazio in cui vivono i vostri schemi karmici e così non crescete. Sappiamo che l'energia può soltanto aumentare o diminuire e che è impossibile che essa rimanga stagnante. Perciò, se non vi state espandendo, vi state contraendo.

Una delle risorse più importanti da coltivare è l'abitudine all'ascolto profondo. Non è il tipo di ascolto in cui formulate la vostra risposta o giudicate se l'informazione è vera o falsa. Ascoltando profondamente, potete imparare a valutare voi stessi momento per momento: "Ora ho accesso a tutti i miei 10 Corpi?". Io ero solito fare questa valutazione una volta al giorno, al mattino. Ora è un processo continuo. Quando mi rendo conto che uno dei miei Corpi non funziona bene, chiudo semplicemente gli occhi e ricreo uno spazio equili- brato per quel Corpo, così che funzioni di nuovo. Quando medito, non lo faccio per risolvere i problemi. Io medito solo sul sentire il mio Terzo Occhio che si apre e sul mio Decimo Cancello che si espande. Se sorgono delle questioni, non mi concentro su di esse. Lascio solo che l'energia fluisca e lascio che le risposte arrivino.

Quando ero più giovane, immaginavo come sarebbe stato quando sarei stato più spirituale e pensavo: "Raggiungerò un certo stato e poi sarò un santo. Avrò quell'aspetto, sentirò que- sto e rimarrò sempre lo stesso". Ora la vedo diversamente. Ora vedo che la consapevolezza è uno stato di flessibilità co- stante, di adattabilità e di crescita in cui fate sempre espe- rienza della novità in voi stessi e trovate modi creativi ed espansivi per affrontare qualsiasi cosa sul vostro cammino.

Conoscere i vostri Corpi personali vi dà la vostra identità.
Applicare tutti i 10 Corpi vi dà il vostro infinito.

Un'interpretazione del concetto di "Dharma" è "struttura per crescere in modo esponenziale". Voi non raggiungete uno stato finale e poi rimanete gli stessi. Ciò che realmente signi- fica essere individui completi e autorealizzati è l'essere non lineari, circolari, flessibili e adattabili, per esistere in uno stato costante di crescita orientata dall'anima che viene stimolata dall'energia cosmica, che non ha inizio, fine e assolutamente alcun limite.

Come so quando i miei 10 Corpi funzionano bene? Quando è così sono creativo in modo gioioso, obbediente alla mia co- scienza e vedo lo spirito in ognuno. Valuto gli input della mia mente per raggiungere uno spazio neutro e compassionevole, ho la capacità di creare la sacralità, di sacrificarmi e di vivere in equilibrio. Sono intuitivo a concentrato. Sono sicuro e coraggioso. Sono calmo, sottile e ottengo la maestria. Ho coraggio regale. Sono completo, autorealizzato e dirigo i miei 10 Corpi da uno spazio impersonale che permette all'Infinito di fluire attraverso me. Vivo nell'estasi della mia consapevolezza infinita.

Questa è la nostra affermazione relativa ai 10 Corpi: "Io sono uno yogi creativo, connesso, beato, un insegnante che

è concentrato, autocontenuto e coraggioso. Io sono il mae- stro della mia personale radianza verso l'Infinito".

Vi invitiamo a scrivere la vostra affermazione basata sulle cinque posizioni della vostra Carta Numerologica. Ciascun Corpo ha il proprio "sentire", la propria "firma" e, mentre leggete i capitoli di ogni numero, una parola vi "risuonerà". Usate quella parola per creare il vostro man- tra o haiku numerologico personale.

Maestria del Sé

$$\frac{Anima}{Karma} \qquad \frac{Dono}{Destino} \qquad Cammino$$

Haiku numerologico personale

Nota: Anima = giorno di nascita ~ Karma = mese ~ Dono = millesimo ~ Destino = anno completo ~ Cammino = somma di giorno, mese e anno. Per maggiori informazioni relative al calcolo della propria Carta Nume- rologica, si può fare riferimento al libro "Numerologia per la Maestria del Sé" (presente in questa stessa collana).

Le basi del Kundalini Yoga

Prima di praticare un kriya o una meditazione

Prima di iniziare la vostra pratica, si raccomanda di regolare il flusso della propria psiche per irradiare e per essere in armonia con il campo magnetico universale. Nel Kundalini Yoga, noi vibriamo l'Adi Mantra *"Ong Namo Guru Dev Namo"* per creare questa connessione. *"Ong"* può essere tradotto come "consapevolezza creativa" e *"Guru Dev"* è il canale esterno che vi sintonizzerà con il vostro Vero Sé interiore. Il *"Guru"* è sempre esterno ed è ciò che vi guida verso il vostro Vero Sé utilizzando un *"Gur"* (formula) per l'autorealizzazione (maestria). Vibrando consapevolmente questo mantra, il praticante di Kundalini Yoga stabilisce l'intenzione di seguire l'essenza degli insegnamenti e non la personalità dell'insegnante.

Sedete a terra in Posizione Facile con le gambe incrociate e la schiena dritta. Portate i palmi uniti sul Centro energetico del Cuore nella Posizione della Preghiera. I pollici premono sullo sterno. Inspirate profondamente, portate la vostra concentrazione sul Punto del Terzo Occhio e vibrate il mantra *"Ong Namo Guru Dev Namo"* per tre volte.

Durante la pratica di un kriya

Un kriya è una serie specifica di asana (posture) combinata con pranayama, mantra e concentrazione mentale, per creare un effetto specifico. Allenare la mente e il corpo a essere in sintonia con la respirazione è un aspetto cruciale del Kundalini Yoga. Praticando le asana, quando inspirate vibrate mentalmente il suono *"Sat"* e, quando espirate, vibrate mentalmente il suono *"Nam"*. *"Sat"* significa "verità" e *"Nam"* significa "identità" (insieme, il significato è "identità della verità" o "identificarsi con la verità"). Questo mantra verrà utilizzato per armonizzare corpo, mente e respirazione, se non è indicato in modo specifico di fare diversamente nel kriya o nella meditazione. Se la vostra mente gradualmente si allontana, siate pazienti con voi stessi. Quando vi accade, semplicemente ricordatevi di concentrarvi, riportando delicatamente la consapevolezza al mantra. L'intenzione è di essere sempre concentrati e di essere "clementi" quando la concentrazione svanisce.

Chiusure (bandha)

"Mul Bandha" è la chiusura o contrazione della "radice": è un processo che coinvolge contemporaneamente la contrazione di questi tre gruppi di muscoli: quelli della zona rettale, quelli che controllano gli organi riproduttivi e la minzione, quelli del Punto dell'Ombelico (che viene tirato in dentro verso la colonna vertebrale). Tutto questo contemporaneamente al tenere il mento in dentro, al mantenere la zona del cuore sollevata, al ruotare verso l'alto e internamente gli occhi per guardare uno schermo ideale posto sulla fronte e, infine,

96

al tenere la concentrazione sul Punto del Terzo Occhio.

"Uddiyana Bandha" è la chiusura o contrazione del diaframma. Per averne la maestria, vi raccomandiamo di includerla nella vostra pratica quotidiana. Praticatela a stomaco vuoto (né cibi, né liquidi). Fatelo in piedi davanti a uno specchio, come prima cosa al mattino, dopo aver fatto la vostra doccia fredda. Mettete le mani al di sopra delle ginocchia, sulla parte alta delle cosce, mentre vi piegate leggermente in avanti (di 30°). Espirate completamente e non consentite all'aria di tornare nei polmoni mentre applicate il bandha. Tenendo fuori l'aria, tirate i muscoli addominali in alto e in dentro. Assicuratevi che siano in alto e in dentro anche i muscoli del diaframma e, infine, anche i muscoli sotto la cassa toracica. La chiave sta nell'applicare pressione verso il basso con le mani poggiate al di sopra delle ginocchia. Ripetete tenendo e rilassando la chiusura diverse volte, sempre in apnea negativa (aria fuori dai polmoni).

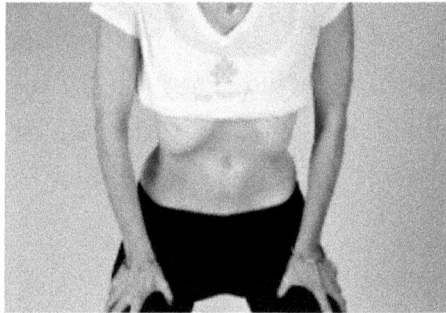

"Jalandhara Bandha" è la chiusura a livello del collo. Questo bandha viene applicato durante la meditazione, vibrando i mantra e durante le tecniche di pranayama (l'arte di lavorare con l'energia della respirazione sottile). Ciò facilita la risalita

dell'energia kundalini nei centri energetici più alti. Sollevate il Centro energetico del Cuore mentre stirate la parte posteriore del collo, mantenendo la testa in linea e centrata. Dovreste avvertire una leggera pressione a livello della gola.

"Maha Bandha" è una chiusura che comprende le altre tre già menzionate e viene applicata per spostare l'energia kundalini in alto nel canale energetico centrale (sushumna), il che crea nel praticante uno stato di assenza di paura. Dopo aver espirato, applicate tutte e tre le chiusure menzionate prima, Mul Bandha, Uddiyana Bandha e Jalandhara Bandha e portate la concentrazione sul Punto del Terzo Occhio.

Questi bandha rappresentano una protezione, in quanto allineano le strutture fisiche ed energetiche per permettere alla Kundalini di risalire lungo il canale centrale (sushumna).

Conclusione: al termine di ogni asana, inspirate e trattenete il respiro mentre portate la concentrazione sul Punto del Terzo Occhio (tra le sopracciglia, alla radice del naso), tirate delicatamente in dentro il mento, sollevate la zona del cuore e applicate Mul Bandha. Qualora non sia indicato diversamente, seguite sempre questa sequenza.

Sigilli (mudra)

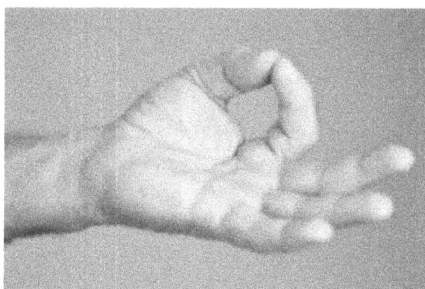

"*Gyan Mudra*": il polpastrello del pollice tocca quello dell'indice. Questo mudra permette di padroneggiare l'energia di Giove, l'espressione dell'espansione e della conoscenza. Quando avete bisogno di maggior conoscenza o dell'espansione della vostra coscienza per occuparvi di alcune situazioni, scegliete il Gyan Mudra. La maestria del mudra vi darà il controllo sugli aspetti positivi del pianeta Giove ed eliminerà gli schemi distruttivi assimilati in questa o in una vita passata. Includere questo mudra nella vostra pratica quotidiana è un modo efficace per gestire l'influenza planetaria di Giove, a beneficio del vostro Sé più elevato.

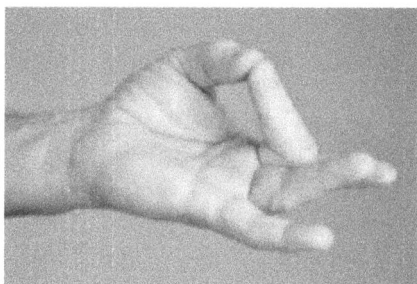

"*Shuni Mudra*" può dare alla persona la maestria riguardo il pianeta Saturno. Portate in contatto il polpastrello del pollice con quello del medio. Questo mudra sigilla l'energia di Saturno e dà sia saggezza che pazienza. Le situazioni della vita possono mostrarvi la vostra impazienza e/o una mancanza di saggezza nel processo che vi porta a prendere delle decisioni. Immaginate sempre gli aspetti positivi di Saturno della pazienza e della saggezza prima di lanciarvi in questo viaggio di trasformazione di vecchie tendenze karmiche. Questo processo alchemico è il viaggio della vostra vita, il lavoro del vostro destino, il vostro dharma.

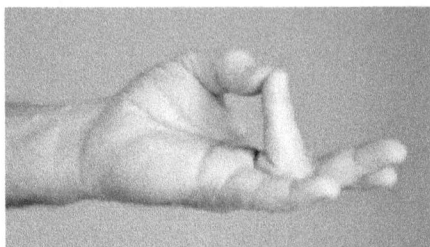

"Surya Mudra" si ottiene portando in contatto il polpastrello del pollice con quello dell'anulare. Questo mudra sigilla l'energia del Sole e genera vitalità fisica. Se siete deboli e non avete l'energia per mettervi in evidenza nella vita, ottenendo la maestria di questo mudra potete connettervi, fondamentalmente, a tutta l'energia che volete, al fine di far fronte fisicamente alle sfide e alle necessità della vostra vita.

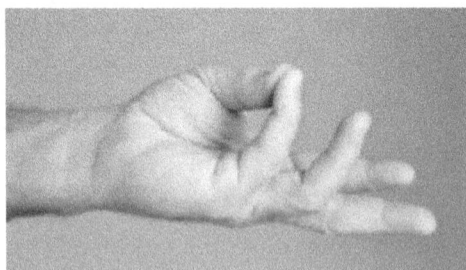

"*Buddhi Mudra*" si ottiene facendo toccare il polpastrello del pollice con quello del mignolo. Questo mudra è collegato al pianeta Mercurio e governa l'aspetto della Comunicazione.

La maestria di questo mudra rivela una relazione consapevole rispetto alla comunicazione. Comunicazione intesa come eloquio efficace, ma anche come capacità di ascolto. Se questa è un'area problematica, allora il praticante che assume questo mudra con devozione realizzerà potenti cambiamenti di consapevolezza in tutti gli aspetti della comunicazione consapevole.

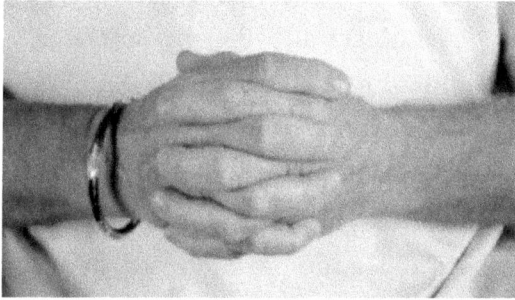

"Stretta di Venere": questo mudra porta alla maestria dell'equilibrio tra le energie di Venere e di Marte. Venere esprime l'energia femminile dell'amore e dell'armonia e Marte esprime l'energia maschile dell'impulso appassionato e dell'azione. Se sentite che nelle vostre relazioni c'è troppa passione o troppo poca, l'applicazione consapevole della Stretta di Venere può trasformare questi schemi karmici. Creerà un equilibrio tra le due energie complementari, necessarie per ottenere l'appagamento. La maestria trasforma l'influenza negativa e permette al positivo di emergere come abitudine nuova e costante. Le *donne* devono intrecciare le dita con il mignolo destro che rimane esterno (il pollice destro sarà alla base del pollice sinistro, sulla membrana tra pollice e indice). Il pollice sinistro deve premere sulla parte carnosa alla base del pollice destro. Al contrario *(come mostrato nell'immagine*

sopra), gli *uomini* devono intrecciare le dita in modo che a rimanere esterno sia il mignolo sinistro (il pollice sinistro sarà alla base del pollice destro, sulla membrana tra pollice e indice). In questo caso sarà il pollice destro a premere sulla parte carnosa alla base del pollice sinistro.

Pranayama (respirazione sottile)

"Respiro di Fuoco": si tratta di una respirazione equilibrata generata da continui movimenti rapidi dei muscoli addominali. Praticato *(salvo diverse indicazioni)* respirando dalle narici, espirate tirando il Punto dell'Ombelico indietro verso la colonna vertebrale e, a seguire, l'inspirazione avverrà come parte del rilassamento dell'addome, piuttosto che attraverso uno sforzo. Rilassate le mani sulle ginocchia, con i palmi rivolti verso l'alto e le mani in Gyan Mudra *(pag. 86)*. Respirate abbastanza rapidamente dal naso - circa 2 o 3 respiri al secondo - mentre effettuate un movimento "a pompa" con il Punto dell'Ombelico e l'addome. Tirate in dentro l'addome nell'espirazione e rilassatelo in fuori in inspirazione. Il torace dovrebbe rimanere rilassato. Quando avete terminato, inspirate profondamente e trattenete per qualche istante il respiro, sollevando l'energia verso i centri energetici più alti. Infine espirate e rilassatevi. È una respirazione equilibrata senza enfasi nell'inspirazione né nell'espirazione *(rispettando questo equilibrio non si correrà il rischio di iperventilare)*. Immaginatela come una respirazione continua spinta in dentro e in fuori. Cominciate a praticare il Respiro di Fuoco per non più di 3 minuti per volta e, gradualmente, aumentate fino a 31 minuti o più.

Una volta arrivati alla maestria di tale tecnica, la si può praticare per tempi molto lunghi. Gli yogi sanno che, alla nascita, a tutti viene data una quantità definita di respiri. Quando Yogi Bhajan in- segnò il Respiro di Fuoco, le persone erano preoccupate di utilizzare troppo velocemente i propri respiri, ma lui spiegò che, se si pratica il Respiro di Fuoco per 31 minuti senza interruzioni, tutti i 31 mi- nuti vanno considerati come un unico respiro di tale durata.

"Respirazione lunga e profonda": sedete in Posizione Facile; inspirate dal naso e portate più aria possibile nella parte più bassa dei polmoni. L'indicazione di una respirazione lunga e profonda si ha osservando che l'addome viene in fuori perprimo mentre comincia l'inspirazione, poi l'aria si sposta verso l'alto e riempie la parte mediana dei polmoni, infine l'aria riempie la parte superiore (zona clavicolare). Continuate a praticare la respirazione lunga e profonda in tre parti uguali: portate l'aria prima nella parte bassa, poi nella parte mediana e infine nella parte superiore dei polmoni. Espirando, lasciate andare l'aria cominciando dalla parte superiore, poi da quella mediana e infine dalla parte bassa, tirando in dentro l'addome verso la colonna vertebrale. Per creare un mudra (sigillo) completo per il flusso dell'energia, tenete sempre lo sguardo sulla punta del naso o rivolto al Punto del Terzo Occhio. In quanto yogi, noi ci sforziamo di rendere que- sta respirazione un'abitudine naturale e alleniamo i polmoni più spesso possibile durante la giornata, respirando consapevolmente in modo lungo e profondo.

Asana comuni

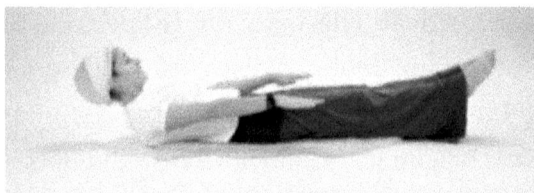

"Stretch Pose": sdraiatevi sulla schiena, su una superficie piana e non scomoda. Stendete le gambe in avanti, con i piedi uniti e tesi. Stendete anche le braccia lungo il corpo, parallelamente ai fianchi, ma senza toccarli, con le mani rivolte verso i piedi e i palmi verso il basso. Sollevate le braccia, i piedi e la testa di 15 cm e dirigete lo sguardo verso la punta dei piedi. Mantenete questa posizione per 1-3 minuti o anche di più, respirando in modo lungo e profondo o praticando il Respiro di Fuoco.

"Sat Kriya" rappresenta un kriya fondamentale nel Kundalini Yoga. Stimola direttamente e canalizza l'energia kundalini. Sedete sui talloni e sollevate le braccia con i palmi uniti. Intrecciate le dita a eccezione degli indici, che sono rivolti verso l'alto e sono uniti tra loro. Gli uomini incrociano il pollice destro sopra il sinistro e le donne il sinistro sopra il destro. Mentre tirate in dentro l'ombelico, vibrate con forza il mantra *"Sat"* e, mentre rilassate l'ombelico, vibrate il mantra *"Nam"*. Per concludere, inspirate e applicate Mul Bandha, poi espirate e trattenete il respiro fuori mentre applicate Maha Bandha (la "tripla contrazione") e visualizzate l'energia che si sposta fuori dal "decimo cancello" (la cima della testa) verso il Cosmo. Inspirate e rilassatevi, con la fronte poggiata a terra.

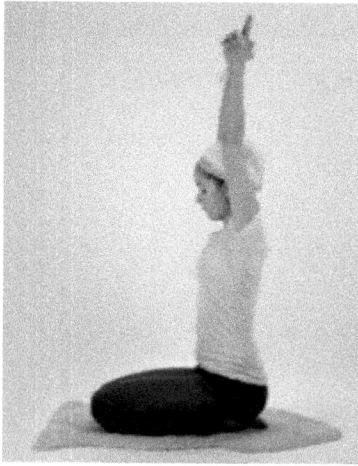

"Posizione del Cadavere": sdraiatevi sulla schiena con le gambe leggermente divaricate, le braccia ai lati del corpo e i palmi delle mani rivolti verso l'alto. I maestri di Yoga spesso parlano di quest'asana come di una posizione difficile, poiché necessita di un lasciar andare totale, di immobilità e abbandono. È qui che gli effetti del kriya vengono assorbiti nel Corpo Fisico ed è qui che i corpi sottili si armonizzano.

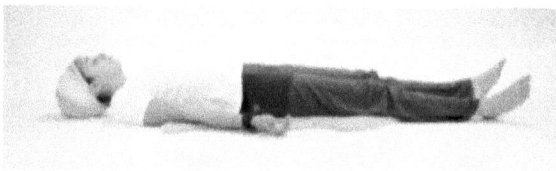

"Movimento della Rana": accovacciatevi, tenendo i talloni uniti e sollevati da terra e poggiate i polpastrelli a terra davanti a voi. Le braccia sono tra le ginocchia *(prima figura)*. Inspirate, stendete le gambe e tenete la testa in basso *(seconda figura)*. Espirate accovacciandovi di nuovo sui talloni, sempre

sollevati da terra, alzando la testa per riportarla in linea con la colonna vertebrale *(prima figura)*.

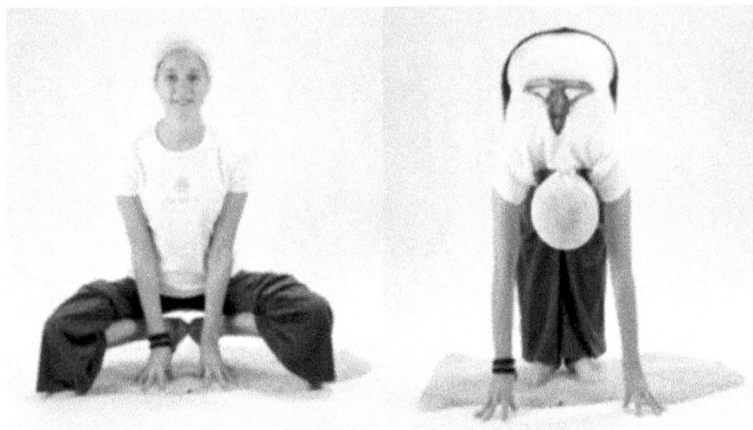

"Posizione dell'Aratro": sdraiandovi sulla schiena, sollevate le gambe a 90° (Posizione *della Candela)*, poi continuate a sollevarle e a spingerle oltre le spalle, fino a che le dita dei piedi raggiungono terra oltre la testa. Le braccia possono essere allungate indietro oltre la testa, con le mani ad afferrare i piedi, oppure possono rimanere ai lati del corpo o a sostenerlo *(come nella figura qui sotto)*.

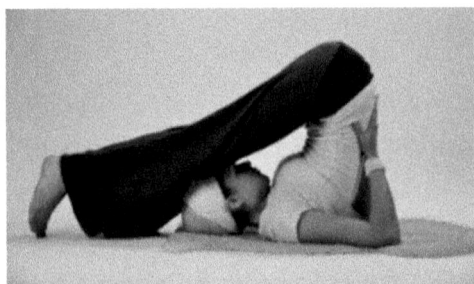

"Posizione della Roccia": sedete sui talloni, attenti a tenere i piedi vicini e non incrociati. Le mani sono rilassate sulle cosce, con i palmi rivolti verso il basso.

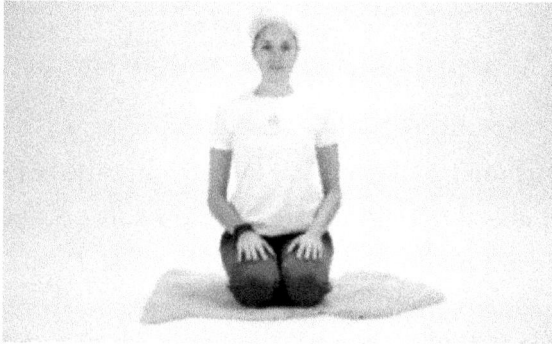

"Posizione Facile": sedete con le mani incrociate. Se le vostre ginocchia non scendono abbastanza, cercate di sedervi in maniera più comoda, poggiandovi su un cuscino da meditazione. Questo sarà d'aiuto nel portare la parte bassa della schiena in un allineamento corretto, il che permette alle anche di rilassarsi e alle ginocchia di abbassarsi. Questa posizione risulta spesso difficoltosa per gli adulti occidentali, poiché molti hanno disimparato a stare seduti a terra, cosa che mantiene le anche flessibili. Sedere sulle sedie, a lungo andare, causa la riduzione dei tendini del ginocchio e porta a una perdita di flessibilità nelle anche. Questa posizione *(nella foto sotto rappresentata con il Mudra della Preghiera)* autocorregge lentamente questo problema stando seduti a terra e praticando, praticando, praticando!

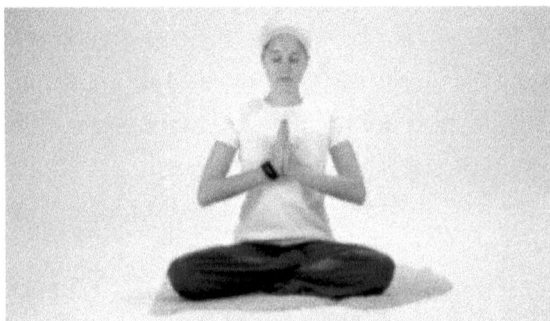

"Gurpranam": sedete sui talloni e portate la fronte a terra davanti alle ginocchia. Le braccia possono essere ai lati del corpo (con i palmi delle mani rivolti verso l'alto) o distese in avanti (con i palmi rivolti verso il basso).

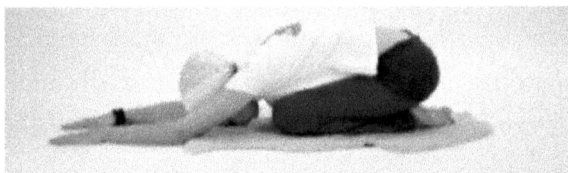

Mantra

ੴ ਸਤਿ ਨਾਮੁ ਕਰਤਾ ਪੁਰਖੁ ਨਿਰਭਉ ਨਿਰਵੈਰੁ ਅਕਾਲ ਮੂਰਤਿ ਅਜੂਨੀ ਸੈਭੰ ਗੁਰ ਪ੍ਰਸਾਦਿ ॥ ਜਪੁ ॥ ਆਦਿ ਸਚੁ ਜੁਗਾਦਿ ਸਚੁ ॥ ਹੈ ਭੀ ਸਚੁ ਨਾਨਕ ਹੋਸੀ ਭੀ ਸਚੁ ॥੧॥

Nel Kundalini Yoga usiamo spesso lo "Yoga del Suono", durante la pratica dei kriya e delle meditazioni. Ci si riferisce ai suoni sacri come *"Shabad Guru"* e questo rappresenta il Guru nel lignaggio del Kundalini Yoga. In quanto Guru non c'è una personalità definita, ma solo la permutazione e la combinazione di specifici suoni sacri.

I mantra stimolano le ghiandole più alte (attraverso la pressione di precisi punti all'interno del palato) e spostano la consapevolezza degli yogi dall'oscurità *("Gu")* alla luce *("Ru")*. I mantra possono essere ripetuti per 108 volte in un giorno, per sperimentare l'essenza vibratoria dell'esperienza della "Verità" oltre il tempo e lo spazio, oltre il giusto e l'ingiusto, che sempre era, è e sarà.

Quando non viene indicato diversamente, durante la pratica delle asana, vibrate mentalmente il mantra *"Sat"* in inspirazione e il mantra *"Nam"* in espirazione. Il *"Sat Nam"* mantiene la mente presente e armonizza la vostra energia personale rispetto a una frequenza universale.

Concentrazione degli occhi (dhristi)

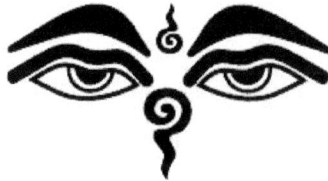

La concentrazione dello sguardo fa parte dell'applicazione di un mudra, o sigillo energetico, durante qualsiasi asana o meditazione, poiché canalizza la mente e porta a una secrezione ghiandolare quando i muscoli degli occhi "massaggiano" le ghiandole più alte.

"Punto del Terzo Occhio": si trova tra le sopracciglia e la radice del naso. È il punto in cui, salvo diverse indicazioni, si porta la concentrazione in ogni asana o meditazione. Attiva la ghiandola pituitaria (ipofisi) ed equilibra il sistema nervoso.

"Punta del naso": con gli occhi chiusi quasi completamente (per 9/10) si concentra lo sguardo sulla punta del naso. Questo tipo di concentrazione stimola la ghiandola pituitaria e il lobo frontale del cervello. Per la maggior parte degli yogi è molto difficile mantenere questo dhristi. Fate dell'allenamento di questa importante capacità yogica una priorità. Guardate il naso con l'occhio sinistro chiuso e vedete se con l'occhio destro riuscite a guardare la punta del naso. Poi, chiudete l'occhio destro e vedete se con l'occhio sinistro riuscite a guardare la punta del naso. Continuate a praticare fino a che siete sicuri di poter guardare la punta del naso in maniera simmetrica con entrambi gli occhi quando applicate questo dhristi.

"Punto del mento": gli occhi sono chiusi e, internamente, dovete portare lo sguardo verso il mento, "sul punto lunare".

"Chakra della corona": si tratta della sommità della testa (dove nei bambini c'è la "fontanella"). Anche in questo caso gli occhi sono chiusi e, internamente, dovete portare lo sguardo sulla cima della testa, andando a stimolare la ghiandola pineale (epifisi).

Ogni kriya va concluso con un profondo rilassamento nella Po- sizione del Cadavere, seguito da una precisa sequenza per uscirne.

Inspirate e trattenete brevemente il respiro per consolidare la vostra energia poi, espirando, sdraiatevi sulla schiena nella Posizione del Cadavere. Le braccia sono ai lati del corpo, con i palmi rivolti verso l'alto e le gambe divaricate (ca. 30 cm). In questa posizione, potete coprirvi con un telo o coperta e ascoltare il suono del gong o una musica armonica/curativa, mentre vi rilassate profondamente per 10 minuti.

Per uscire dal rilassamento si segue una sequenza presta-bilita: ispirate ed espirate profondamente alcune volte, poi cominciate a ruotare in piccoli cerchi polsi e caviglie. Subito dopo, stiratevi lateralmente verso destra e verso sinistra. Stro-finate con forza i palmi delle mani tra loro e fate lo stesso con

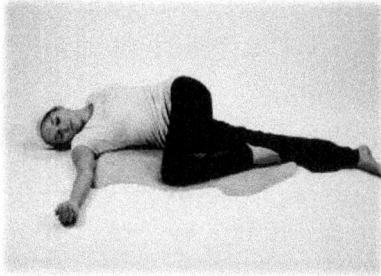

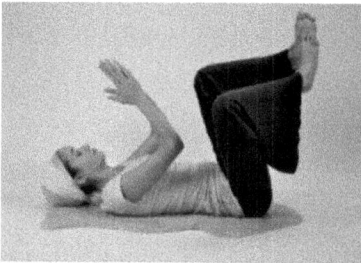

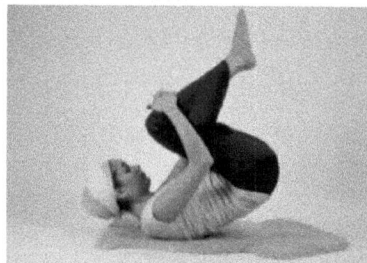

le piante dei piedi. Poi piegate le ginocchia verso il petto e portate le braccia attorno a esse: iniziate a rullare in avanti e indietro con la schiena per alcune volte, inspirando salendo ed espirando scendendo.

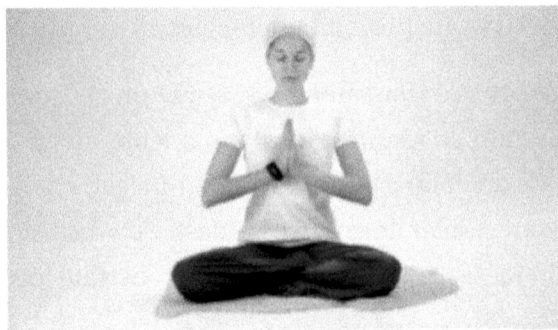

Fatto ciò, sedetevi in Posizione Facile con le mani nel Mudra della Preghiera e cantate: "May the long time sun shine upon you, all love surround you, and the pure light within you, guide your way on!", che in italiano può essere resa con "Che il sole ti illumini sempre, l'amore ti circondi e la pura luce dentro di te guidi il tuo cammino!" *(ne esistono diverse versioni, musicate in molti modi)*. Infine, concludete il kriya vibrando il mantra *"Sat Nam"* (1-3 volte). Questo completa la nostra pratica, la nostra "cerimonia sacra".

AVVERTENZE

Nelle lezioni di Kundalini Yoga l'insegnante non tocca mai chi pratica per sistemare la postura, poiché la responsabilità di "stirarsi" è solo del praticante. Con la stessa attenzione, vi chiediamo di praticare queste asana e di fermarvi se mai ci fosse un dolore fastidioso. L'insegnante vi ispirerà a "stirarvi", tuttavia, per ogni sequenza di esercizi dovrete sviluppare la vostra forza e la vostra flessibilità in modo graduale. Cercate un insegnante di Kundalini Yoga nella vostra zona (www.ikyta.org), per frequentare le lezioni e imparare le tecniche e le pratiche specifiche di Kundalini Yoga.

In caso di patologie preesistenti, per favore, consultate il vostro medico prima di provare a praticare qualsiasi sequenza.

Praticare i kriya del Kundalini Yoga o le meditazioni creerà dei cambiamenti rapidi e potenti. È meglio trovare insegnanti certificati e una comunità in grado di offrire un sostegno durante questo processo di cambiamento.

Kriya e Meditazioni per creare il vostro Destino

Da questa pagina in poi, troverete kriya e meditazioni per ognuno dei 10 Corpi e per l'11ª Incarnazione. Fatto tesoro delle informazioni relative a ciascun Corpo presenti nelle pagine precedenti, si offrono ora degli strumenti efficaci e alla portata di tutti per rinforzare e riequi- librare in noi quegli aspetti che sentiamo essere più carenti.

Armonia del 1° Corpo - Anima

Equilibrio dei meridiani dello stomaco della milza e del pancreas

1. Sdraiatevi a terra. Sollevate le gambe e poi divaricatele formando un angolo di 60°. Inspirate portando il piede sini- stro verso l'inguine, mentre la gamba destra rimane tesa in fuori a 60°. Espirate portando il piede destro verso l'in- guine, mentre stendete di nuovo la gamba sinistra a 60°. Continuate il movimento alternato delle gambe praticando il Respiro di Fuoco per 1-3 minuti. Poi inspirate, mantenete la posizione ed espirate rilassandovi con le gambe a terra.

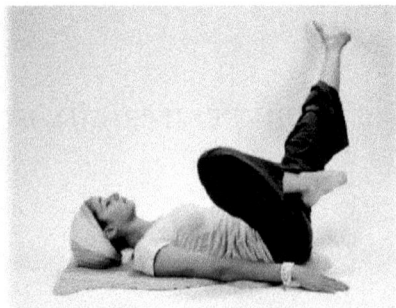

2. Tornate seduti e divaricate le gambe più che potete. Chinatevi in avanti e afferrate le dita del piede destro con entrambe le mani. Inspirate stirando verso l'alto il busto ed espirate portando il petto verso la coscia. Continuate sulla gamba destra per 1 minuto e 1/2, poi invertite e ripetete l'asana sul lato sinistro per 1 minuto e 1/2.

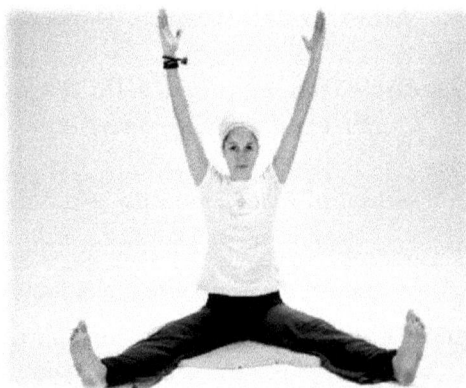

3. Continuate da seduti e tenendo le gambe divaricate. Sollevate le braccia sopra la testa. Inspirate in posizione cen- trale ed espirate piegandovi e portando entrambe le braccia in basso lungo la gamba sinistra. Inspirate di nuovo al centro con le braccia in alto e ripetete lo stesso movimento di piegamento verso la gamba destra espi- rando. Continuate per 1-3 minuti, poi sedetevi in Posi- zione Facile con le mani

in grembo per 1 minuto.

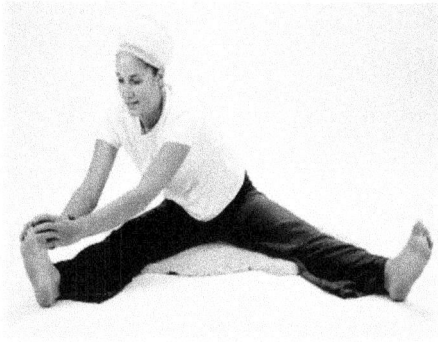

4. Sedetevi con la gamba sinistra distesa e il piede destro vicino all'inguine. Afferrate l'alluce del piede sinistro con entrambe le mani, tenete lì lo sguardo e praticate il Re- spiro di Fuoco per 1-3 minuti. Invertite la posizione delle gambe e la presa e ripetete l'asana sul lato destro, prati- cando sempre il Respiro di Fuoco, per 1-3 minuti. Poi, in- spirate in Posizione Facile e rimanete in questa posizione per 1 minuto con le mani in grembo.

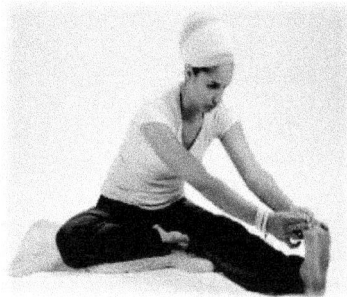

5. Sedetevi sui talloni nella Posizione della Roccia e portate le mani a terra davanti a voi. Flettete la schiena per 1-3 minuti.

117

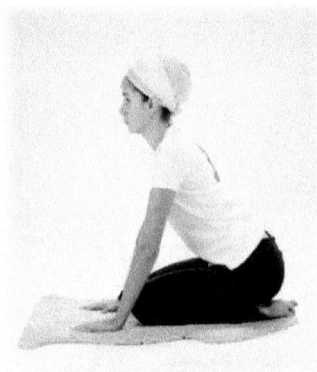

6. Sempre partendo dalla Posizione della Roccia, sollevate le braccia sulla testa e praticate il Sat Kriya *(vedere pag. 90 e pag. 91)* per 3-6 minuti.

7. Rilassamento lungo e profondo.

Meditazione per l'armonia del 1° Corpo - Anima

Prima parte: sedetevi in Posizione Facile con le mani in Gyan Mudra sulle ginocchia. Respirate in modo lungo e profondo per 1-3 minuti concentrandovi sulla base della colonna vertebrale; per altri 1-3 minuti portando la concentrazione sul Punto dell'Ombelico; ancora per 1-3 minuti concentrandovi sulle dita dei piedi e, infine, senza concentrarvi su un punto in particolare, rimanete seduti per 1 minuto. Il corpo diventerà pulito, chiaro e potente.

Seconda parte: sdraiatevi a terra con le mani ai lati del corpo, con i palmi rivolti verso l'alto. Spingete le dita dei piedi in avanti con una pressione costante per 2 minuti, poi rilassatevi nella Posizione del Cadavere per 1 minuto.

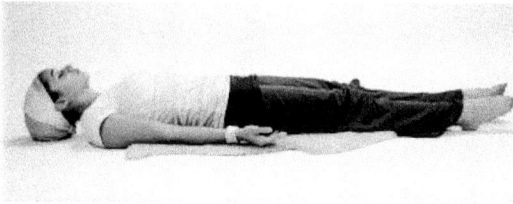

Terza parte: ripetete la seconda parte.

Quarta parte: sempre da sdraiati, intrecciate le mani sotto il collo, con i gomiti a terra. Applicate un leggero Mul Bandha per attivare i muscoli più profondi e sollevate i piedi di ca. 30 cm, con le gambe tese (potete portare le mani sotto i fianchi per sostenere la zona lombare se necessario). Respirate in modo lungo e profondo per 3 minuti o fino a che le guance si scaldano, poi rilassatevi nella Posizione del Cadavere per 3 minuti.

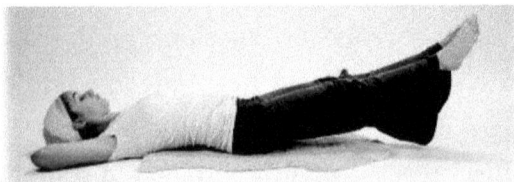

Quinta parte: sedetevi con le gambe distese davanti a voi. Stiratevi in avanti e in basso e afferrate le dita dei piedi. Stiramento del Nervo della Vita: inspirate, allungate il busto in alto ed espirate abbassandolo verso le cosce. Continuate per 3 minuti.

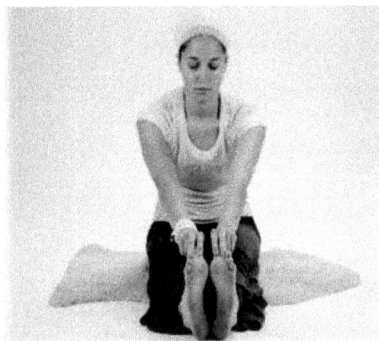

Sesta parte: sedetevi in Posizione facile con le mani in Gyan Mudra poggiate sulle ginocchia. Meditate e sentite di essere la luce della vostra anima, respirando in modo lungo e profondo per 11-31 minuti. Concentrate lo sguardo sulla punta del naso.

Concludete cantando la "Canzone del Sole" (*"May the long time sun shine..."*).

Armonia del 2° Corpo - Mente Negativa

Equilibrio dei meridiani dei reni e della vescica

1. Sedetevi sul tallone sinistro con la gamba destra distesa in avanti. Afferrate le dita del piede destro con entrambe le mani. Applicate Mul Bandha e respirate in modo lungo e profondo per 1-3 minuti, poi invertite la posizione e ri- petete l'asana sempre per 1-3 minuti.

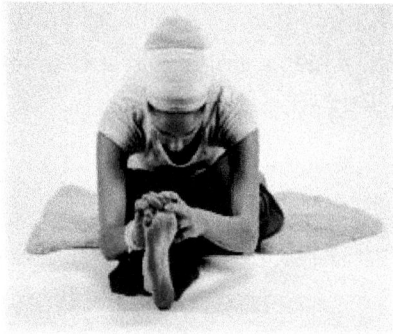

2. Sedetevi in Posizione Facile. Afferrando l'alluce destro con la mano destra e il sinistro con la mano sinistra, appli- cate un leggero Mul Bandha per attivare i muscoli più pro- fondi e sollevatevi nel Loto Kundalini, con le gambe sollevate a 60° e divaricate quanto più possibile. Respirate in modo lungo e profondo per 3 minuti.

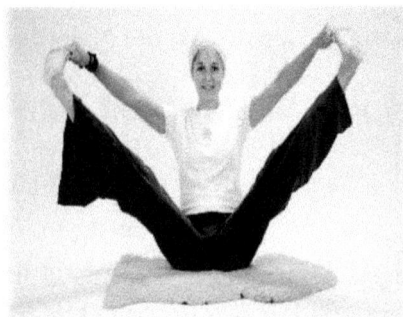

3. Seduti a terra con le gambe distese davanti a voi, china- tevi in avanti e afferrate le dita dei piedi, tenendo i gomiti tesi. Applicate Mul Bandha. Tenete lo sguardo fisso sugli alluci, mantenete la schiena dritta e respirate in modo lungo e profondo per 1-3 minuti.

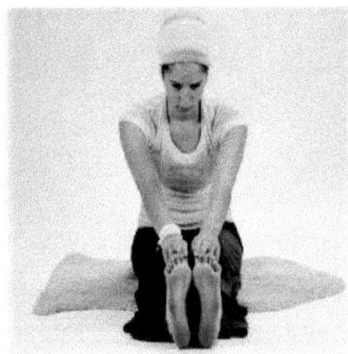

4. Di nuovo, da seduti e con le gambe distese davanti a voi, portate le mani o i gomiti a terra dietro di voi con le dita rivolte verso i piedi. Inclinatevi indietro sulle mani o sol- levatevi sui gomiti. Alzate i glutei da terra, in linea con il corpo, per assumere la Posizione della Piattaforma Rove- sciata. Applicate una leggera chiusura a livello del collo per mantenerlo allineato al corpo. Respirate in modo lungo e profondo per 1-3 minuti, poi rilassatevi nella Po- sizione del Cadavere per 1 minuto.

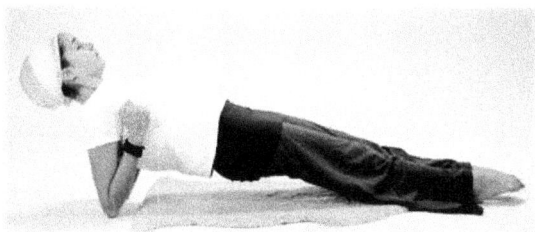

5. Partendo con il mento a terra, portate le mani sotto le spalle e divaricate il più possibile le dita delle mani. Solle- vate il corpo facendo forza sulle dita dei piedi o sulle gi- nocchia per andare nella Posizione della Piattaforma Frontale. Lentamente cominciate a salire e a scendere, ispi- rando salendo ed espirando scendendo. Mantenete un leg- gero Mul Bandha per tutta la durata della tecnica. 1-3 minuti. Al termine, sdraiatevi a terra sullo stomaco, girate la testa da una parte, con le mani lungo i fianchi e i palmi rivolti verso l'alto. Rilassatevi per 1 minuto.

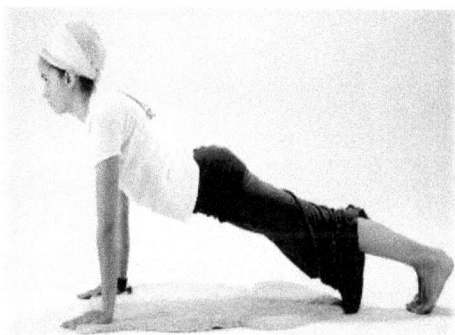

6. Sdraiati sulla schiena, riprendete la Posizione della Piat- taforma Rovesciata sui gomiti e sui talloni. Mantenete la testa dritta e applicate Mul Bandha, respirando in modo lungo e profondo per 1-3 minuti. Poi rilassatevi nella Po- sizione del Cadavere per 1 minuto.

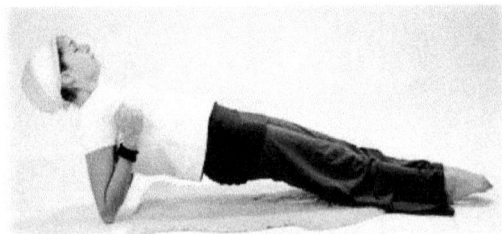

7. Sedetevi sui talloni o tra i talloni e andate indietro fino a terra. Respirate in modo lungo e profondo per 1-3 minuti.

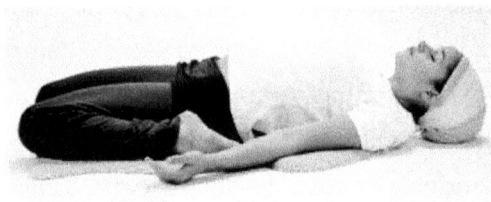

8. Portatevi nella Posizione della Rana ed eseguite il movimento per 30 ripetizioni, inspirando stendendo le gambe e mantenendo i talloni sempre sollevati da terra.

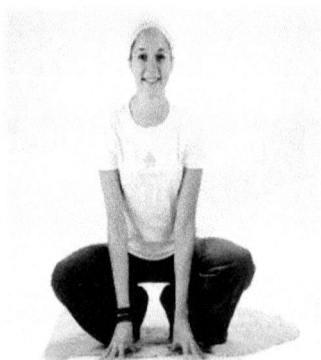

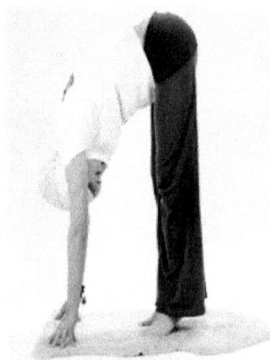

9. Sdraiatevi a terra, con le mani lungo il corpo e i palmi verso il basso. Inspirate e sollevate la gamba sinistra tesa a 90° ed espirando riportatela a terra. Fate poi la stessa cosa con la

gamba destra e continuate il movimento alter- nato delle gambe per 1-3 minuti, tenendo un leggero Mul Bandha.

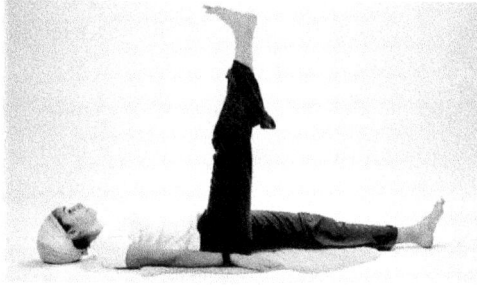

10. Portatevi in Posizione Facile, con le mani nel Mudra della Preghiera all'altezza del cuore *(figura a pag. 93)*, re- spirando in modo lungo e profondo. Negate qualsiasi tipo di identificazione: "Io non sono questo corpo, io non sono questa mente etc.". Continuate per 5-7 minuti.

11. Rilassamento lungo e profondo.

Meditazione per l'armonia del 2° Corpo - Mente Negativa

(Yogi Bhajan - 15 gennaio 1976)

Prima parte: sedetevi in Posizione Facile con le mani in grembo e i pollici in contatto. Gli uomini tengono la mano destra sopra la sinistra e le donne fanno il contrario. Portate la concentrazione sul Punto del Terzo Occhio e vibrate il man- tra *"Ad Gureh Nameh, Jugad Gureh Nameh, Sat Gureh Nameh, Siri Guru Dev-eh Nameh"*, sussurrandolo per 11 minuti.

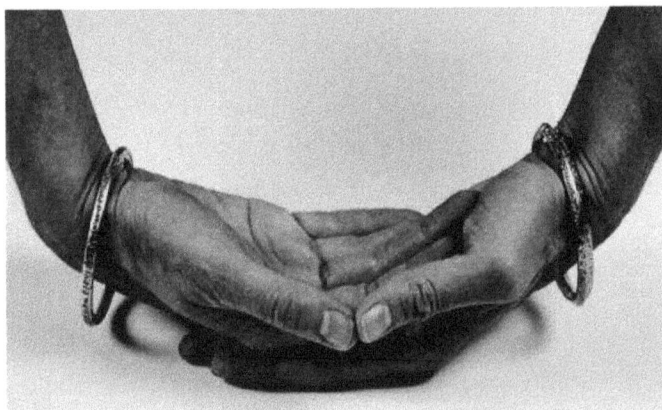

Seconda parte: rimanendo nella stessa posizione, vibrate il mantra *"Gobinde, Mukande, Udare, Apare, Ariang, Kariang, Nir- name, Akame"*, sussurrandolo per 11 minuti.

Terza parte: sempre nella stessa posizione, vibrate ad alta voce il mantra *"Sa Ta Na Ma Wa-He Guru"* muovendo la testa come descritto sotto per 11 minuti. Al *Sa*, la testa è al centro, al *Ta* giratela verso sinistra, al *Na* si torna al centro, al *Ma* si gira di nuovo a sinistra, al *Wa* si torna al centro, a *He* si gira la testa verso destra, al *Gu* si torna al centro e al *Ru* si gira di nuovo verso destra.

Concludete cantando la "Canzone del Sole" (*"May the long time sun shine..."*).

Armonia del 3° Corpo - Mente Positiva

Equilibrio dei meridiani del fegato e della cistifellea

1a. Sedetevi con le gambe distese di fronte a voi, con le brac- cia sopra le gambe parallele a terra e con i palmi delle mani rivolti verso il basso. Applicate un leggero Mul Bandha per attivare i muscoli più profondi, inclinatevi indietro di 60° con il collo allineato alla colonna vertebrale e, mentre sollevate le gambe a 60°, mantenete le braccia parallele a terra e rimanete nella Posizione della Vittoria per 1 mi- nuto, respirando in modo lungo e profondo.

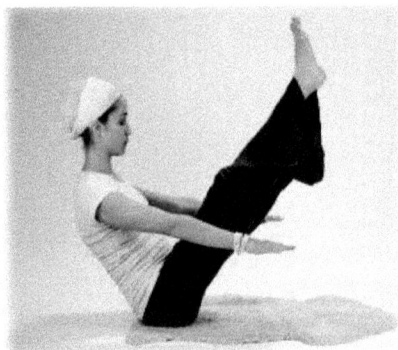

1b. Piegatevi in avanti e afferrate le dita dei piedi, rilassatevi verso il basso e respirate in modo lungo e profondo per 3 minuti, poi ripetete tutto l'esercizio e, infine rilassatevi per 1 minuto.

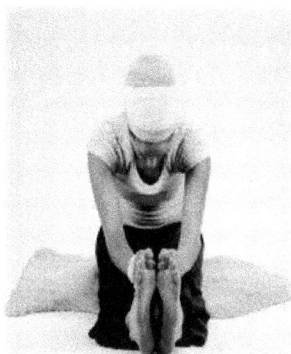

2. Sedetevi nella Posizione della Roccia e cominciate a flet- tere la colonna vertebrale. Inspirate effettuando il movi- mento in avanti ed espirate flettendo indietro. Sussurrate *"Sat"* inspirando e *"Nam"* espirando. Continuate per 4-8 minuti.

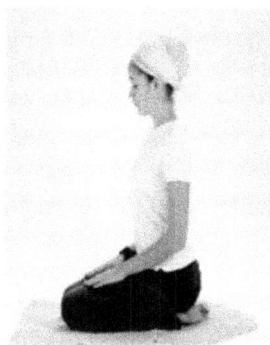

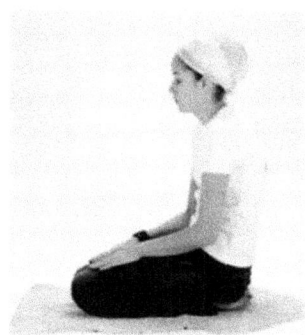

3. Sedetevi in Posizione Facile, con le mani nel Mudra della Preghiera all'altezza del centro energetico del cuore. Eser- citate tutta la pressione sui palmi delle mani, con il pollice destro che blocca il pollice sinistro. Concentratevi sul Punto del Terzo Occhio respirando in modo lento e pro- fondo per 5-10 minuti.

4. Dalla Posizione Facile, portate le mani sulle spalle, con le dita in avanti e i pollici indietro. Inspirate in posizione cen- trale

eretta ed espirate piegandovi verso il ginocchio de- stro. Inspirate tornando su al centro ed espirate scendendo verso il ginocchio sinistro. Continuate per 1-3 minuti.

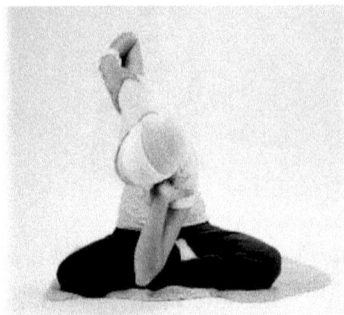

5. Seduti in Posizione Facile, portate la presa poco sopra le caviglie (all'altezza dello stinco) e cominciate a flettere la colonna vertebrale come nell'esercizio #2 (ma senza la vibrazione sussurrata del mantra "Sat Nam"). Concentratevi sull'accentuare il movimento di flessione in avanti. Continuate per 3 minuti.

6. Rimanendo in Posizione Facile, portate le mani in Gyan Mudra sulle ginocchia. Vibrate il mantra "Sat Nam Wahe Guru" muovendo la testa come descritto per 11 minuti: al "Sat" il viso è in posizione centrale, al "Nam" è rivolto verso sinistra, al "Wahe" torna in posizione centrale e al "Guru" è rivolto verso destra.

7. Rilassamento lungo e profondo.

Meditazione per l'armonia del 3° Corpo - Mente Positiva

In Posizione Facile, le mani sono rilassate sulle ginocchia. Portate tutta l'energia e la concentrazione sul Punto dell'Ombelico. Mentalmente vibrate il mantra *"Sa Ta Na Ma"* cambiando mudra come nel Kirtan Kriya (pollice e indice in contatto al *"Sa"*, pollice e medio in contatto al *"Ta"*, pollice e anulare in contatto al *"Na"* e pollice e mignolo in contatto al *"Ma"*). Continuate per 11 minuti, poi vibrando il mantra a voce alta per altri 5 minuti. Concludete inspirando, stirando verso l'alto la colonna vertebrale e poi espirando e rilassandovi, proiettandovi fuori dal corpo. Immaginate di andare nell'Universo e rimanete in questa visualizzazione fuori dal corpo per 5-11 minuti. Infine, inspirate, espirate e rilassatevi.

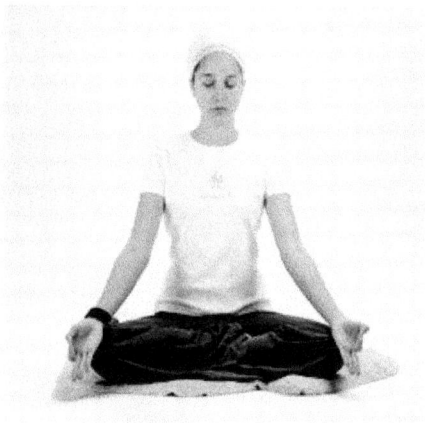

Concludete cantando la "Canzone del Sole" (*"May the long time sun shine..."*).

Armonia del 4° Corpo - Mente Neutra

Equilibrio dei meridiani dei polmoni e dell'intestino crasso

1a. Sedetevi sul tallone destro con la gamba sinistra distesa in avanti. Sollevate le braccia, con le mani nella Stretta di Venere rovesciata (palmi rivolti in alto). Inspirate in questa posizione, poi espirate portando il torace verso la coscia sinistra allungando il mudra oltre le dita del piede sinistro. Inspirate risalendo nella posizione di partenza e conti- nuate questo movimento tra le due posizioni per 3 minuti. Concludete inspirando, poi espirate e portate il torace verso la coscia sinistra e, in apnea negativa (polmoni vuoti), applicate Mul Bandha per 20 secondi.

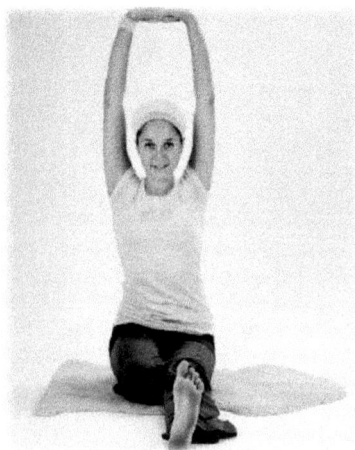

1b. Invertite la posizione ed eseguite lo stesso esercizio se- dendovi sul tallone sinistro e distendendo la gamba destra di fronte a voi e con le braccia sollevate e la Stretta di Ve- nere rovesciata sopra la testa. Come prima, inspirate sa- lendo ed espirate abbassandovi verso la gamba distesa, continuando per 3 minuti. Concludete inspirando, poi espirate e portate il torace verso la coscia destra e, in apnea negativa (polmoni vuoti), applicate Mul Bandha per 20 se- condi.

2. Portatevi in Posizione Facile e rimanete con le mani in grembo (mano destra sulla sinistra e pollici in contatto per gli uomini, mano sinistra sulla destra per le donne) per 1 minuto.

3. Sempre in Posizione Facile, stendete le braccia in alto e intrecciate le mani nella Stretta di Venere rovesciata sopra la testa. Inspirate andando in torsione verso sinistra ed espirate andando in torsione verso destra. Eseguite il mo- vimento velocemente per 3 minuti.

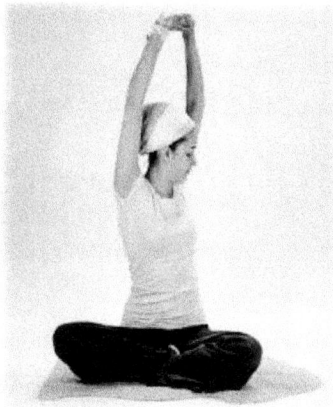

4. Sdraiatevi sullo stomaco, con le braccia allungate in avanti e i palmi delle mani in contatto tra loro. Sollevate la testa, le mani e i piedi più in alto possibile. Praticate il Respiro di Fuoco per 3 minuti. Poi rilassatevi a terra per 1 minuto, con le braccia lungo il corpo e la testa girata da una parte.

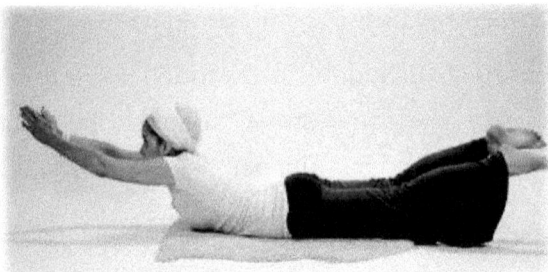

5. Da sdraiati sulla pancia, inarcatevi indietro e afferrate le caviglie, portandovi nella Posizione dell'Arco. Dondolate avanti e indietro praticando il Respiro di Fuoco per 2 mi- nuti poi, come nell'esercizio precedente, rilassatevi a terra per 1 minuto.

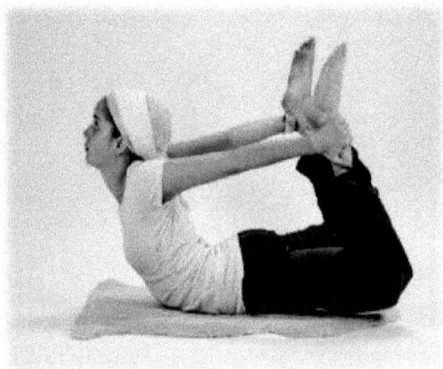

6. Sedetevi tra i talloni nella Posizione del Celibe, portando l'osso sacro a terra. I palmi delle mani sono in contatto tra loro, nel Mudra della Preghiera, all'altezza del Punto dell'Ombelico. Inspirate in questa posizione ed espirate chinandovi in avanti arrivando, se potete, a portare la fronte a terra. Continuate ad alternare le due posizioni per 5 minuti respirando come indicato.

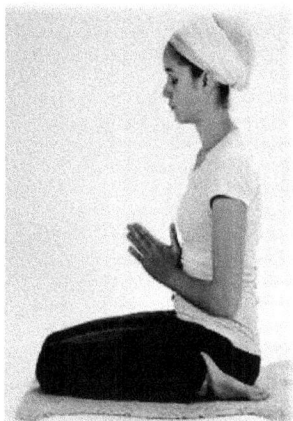

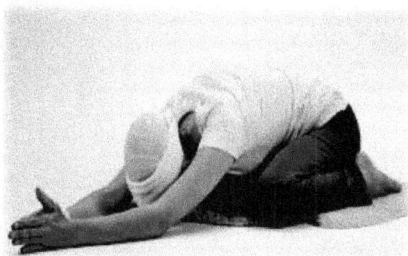

7. Sedetevi in Posizione Facile, con le mani in Gyan Mudra sulle ginocchia. Ruotate la testa in ampi cerchi da sinistra a destra per 1 minuto e 1/2 e poi invertite il senso di rota- zione, ruotando la testa da destra a sinistra, ancora per 1 minuto e 1/2.

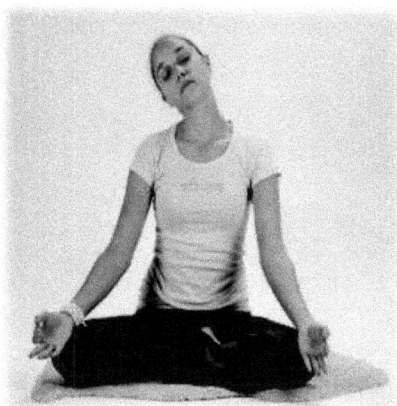

8. In Posizione Facile, portate le mani sulle ginocchia. Ruo- tate le spalle all'indietro per 1 minuto e 1/2 e poi invertite la rotazione, ruotandole in avanti, ancora per 1 minuto e 1/2.

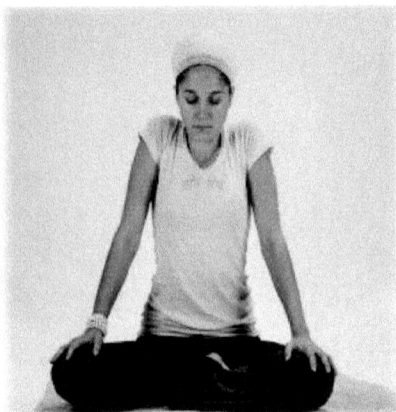

9. Sempre seduti in Posizione Facile, portate le mani nel Mudra della Preghiera e poi allontanate i palmi, lasciando in contatto solo i polpastrelli. I pollici sono a circa 5 cm di distanza dal petto. Tenete le dita separate tra loro il più possibile e rivolte in avanti rispetto al busto. Inspirate dal naso con un solo respiro e poi, con forza, espirate dalla bocca dividendo l'espirazione in otto parti. Continuate per 11 minuti.

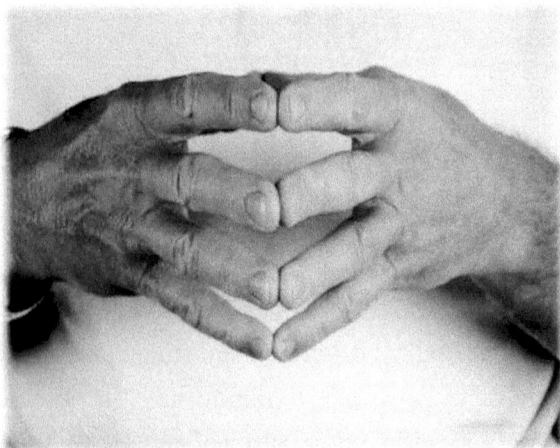

10. Rilassamento lungo e profondo.

136

Meditazione per l'armonia del 4° Corpo - Mente Neutra

Prima parte: sedetevi in Posizione Facile e portate le braccia in alto, piegandole a 90° all'altezza delle spalle, con le mani in Gyan Mudra, le dita rivolte in alto e i palmi in avanti. Chiudete gli occhi e in monotòno vibrate il mantra *"Waho, Waho, Waho, Waho, Guru, Guru, Guru, Guru"*. Meditate dal cuore per 11-31 minuti.

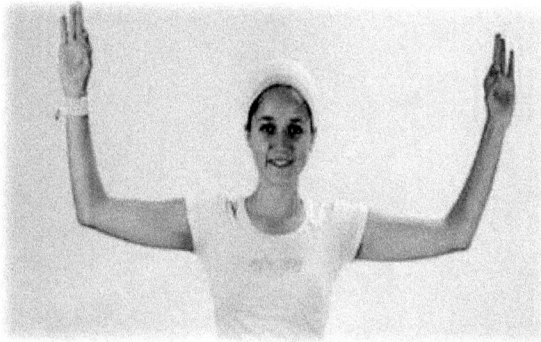

Seconda parte: rimanendo nella stessa posizione, inspirate in quattro tempi, ripetendo mentalmente il mantra *"Waho, Waho, Waho, Waho"* ed espirate sempre in quattro tempi vibrando il mantra *"Guru, Guru, Guru, Guru"*; continuate per 11-31 minuti.

Concludete cantando la "Canzone del Sole" (*"May the long time sun shine..."*).

Questa meditazione porta neutralità, leggerezza e fa sembrare piccoli i grandi problemi.

Armonia del 5° Corpo - Corpo Fisico

Equilibrio dei meridiani del cuore e dell'intestino tenue

1. Sdraiatevi a terra sulla pancia, con le mani sotto le spalle. Inspirate sollevandovi nella Posizione della Piattaforma, mantenete la testa allineata al resto del corpo, applicate Mul Bandha ed espirate riabbassandovi a terra. Conti- nuate per 1-2 minuti.

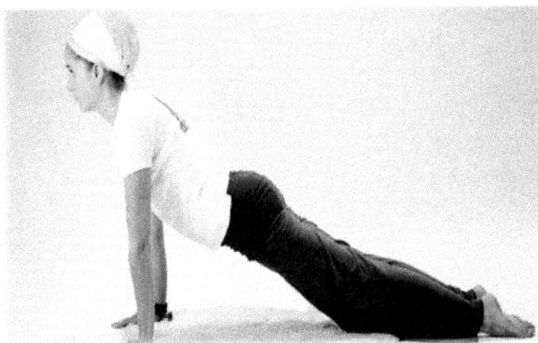

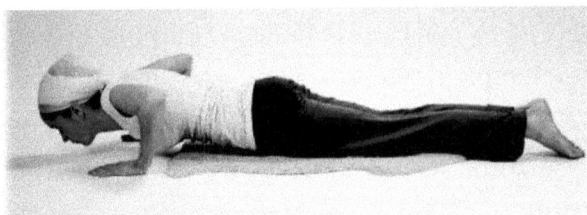

2. Ripetete il passaggio precedente invertendo la respira- zione. Inspirate con il corpo a terra, applicate Mul Bandha ed espirate sollevandovi nella Posizione della Piattaforma. Continuate per 1-2 minuti.

3. Ripetete l'intera sequenza composta dai passaggi #1 e #2 per altre tre volte.

4. In Posizione Facile, inspirate sollevando entrambe le spalle ed espirate riabbassandole. Continuate questo mo- vimento per 2 minuti.

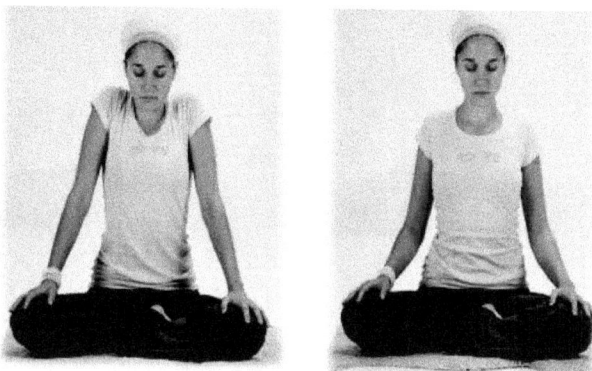

5. Sempre in Posizione Facile, ruotate la testa verso destra per 1 minuto, poi ruotatela verso sinistra per 1 minuto.

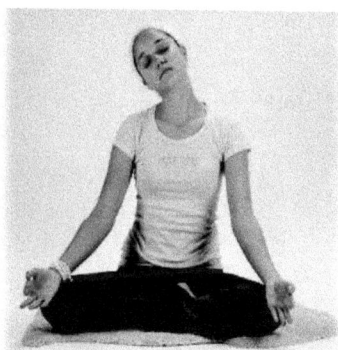

6. Stando in Posizione Facile, portate le mani in Gyan Mudra rilassate sulle ginocchia. Inspirate girando la testa verso sinistra vibrando il mantra *"Wa"*, espirate riportan- dola in posizione centrale vibrando il mantra *"He"*, inspi- rate nuovamente girando la testa verso destra vibrando il mantra *"Guru" (le immagini di questo passaggio sono nella pagina*

seguente). Continuate per 3-11 minuti.

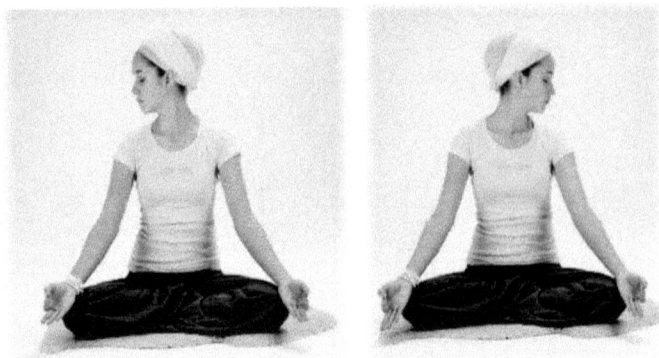

7. Seduti nella Posizione della Roccia, sollevate le braccia come in Sat Kriya. Applicate un leggero Jalandhara Ban- dha (la chiusura a livello del collo), inspirate e lasciate ca- dere indietro la testa; espirate e riportate il mento verso il petto. Ripetete questo movimento per 3 minuti.

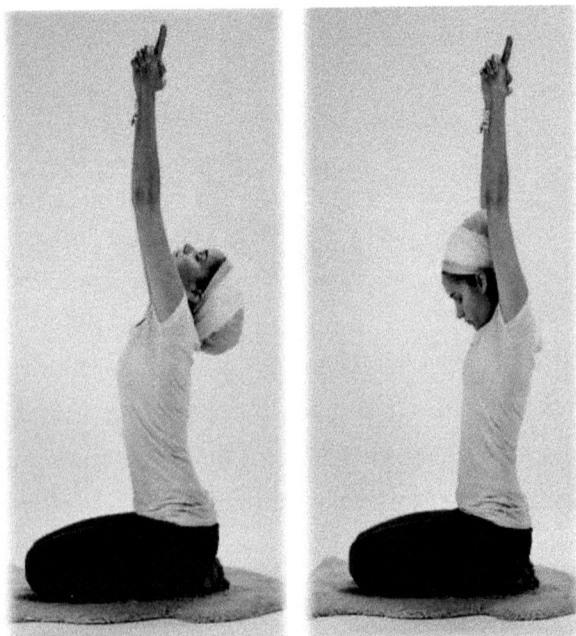

8. Partendo ancora dalla Posizione della Roccia, intrecciate le dita dietro la schiena, portate la fronte sul pavimento e sollevate le mani in Yoga Mudra. Mantenete la posizione per 3 minuti.

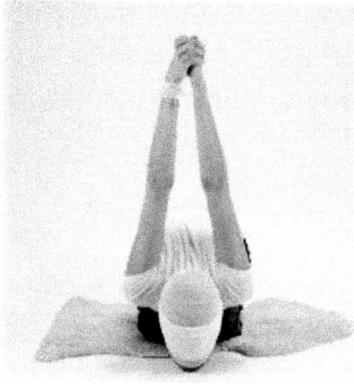

9. Rilassamento lungo e profondo.

Meditazione per l'armonia del 5° Corpo - Corpo Fisico

Prima parte: sedetevi in Posizione Facile con le mani nella Stretta di Venere sulla schiena alla base della colonna vertebrale. In questa posizione vibrate il mantra *"Ham"*, dalla parte posteriore della gola, poi chinatevi in avanti quanto potete e vibrate il mantra *"Har"*. Concentratevi più sull'inspirazione che sull'espirazione. Continuate per 5-11 minuti.

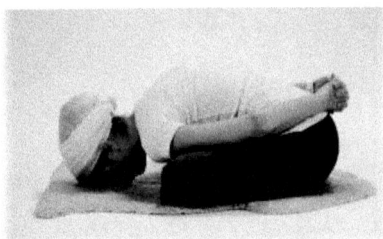

Seconda parte: sempre in Posizione Facile, portate le mani in grembo, tenendo la Stretta di Venere. Concentratevi sul Punto del Terzo Occhio. Vibrate il mantra *"Hari Har"* in tre movimenti distinti della lingua (*"Har-i-Har"*): toccate con la punta della lingua il palato molle in entrambi i suoni *"Har"*. Concentratevi completamente su questo triplo movimento della lingua. Continuate per 5-11 minuti.

Terza parte: tirate fuori la lingua, non permettete alla saliva di andare sulla lingua e respirate attraverso la bocca aperta per 2 minuti.

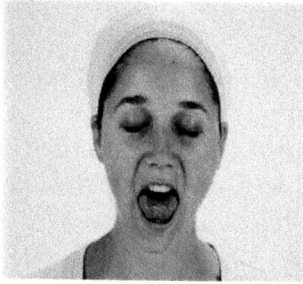

\

Concludete cantando la "Canzone del Sole" (*"May the long time sun shine..."*).

Armonia del 6° Corpo - Linea d'Arco

Equilibrio dei meridiani del pericardio e del triplice riscaldatore

1. Sedetevi in Posizione Facile con le mani in Gyan Mudra sulle ginocchia e concentratevi sul Punto del Terzo Oc- chio. Inspirate e mentalmente vibrate il mantra *"Sat"*, espirate e mentalmente vibrate il mantra *"Nam"* per 3 mi- nuti.

2. In Posizione Facile, unite i palmi delle mani all'altezza del naso, sollevando i gomiti al livello delle spalle. Man- tenete la massima pressione possibile tra le mani e respi- rate in modo lungo e profondo per 3 minuti. Poi, rimanete seduti e portate le mani in grembo per 1 minuto.

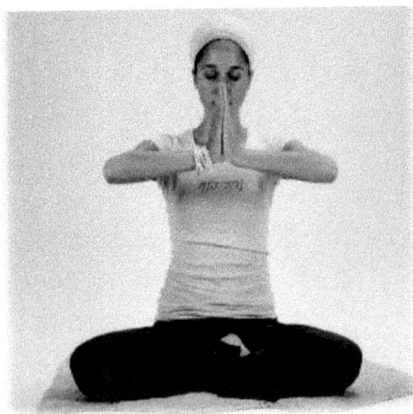

3. Sedetevi sui talloni nella Posizione della Roccia, con le mani poggiate a terra di lato rispetto alle ginocchia. Vi- brate il mantra *"Sat"* e poi, portando la fronte a terra, vi- brate il mantra *"Nam"*. Continuate a salire e scendere

coordinando il movimento con il mantra per 15 minuti *(le immagini di questo passaggio sono nella pagina seguente)*. Poi, tornate in Posizione Facile e rimanete con le mani in grembo per 1 minuto.

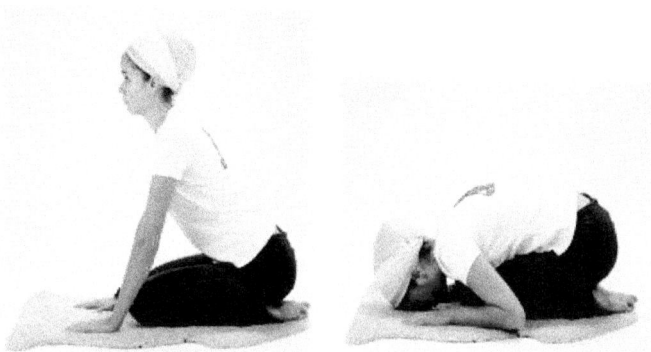

4. Stando in Posizione Facile, portate i palmi uniti all'al- tezza del centro energetico del cuore, circa 2,5 cm al di sopra dello sterno. Mentalmente proiettate pace e amore per l'intero Universo e mantenete questa intenzione. Re- spirate in modo lungo e profondo per 3 minuti.

5. Sedetevi sul tallone sinistro e stendete la gamba destra davanti a voi. Piegatevi in avanti e afferrate l'alluce del piede destro con la mano destra e con la mano sinistra la pianta del piede (se ci arrivate). Respirate in questa posizione in modo lungo e profondo per 3 minuti poi inspi- rate, espirate e trattenete il respiro fuori (apnea negativa) per 8 secondi, applicando Mul Bandha. Inspirate, cam- biate lato e ripetete la tecnica invertendo la posizione delle gambe e delle prese (con la stessa conclusione). Rilassa- tevi poi in Posizione Facile con le mani in grembo per 1 minuto.

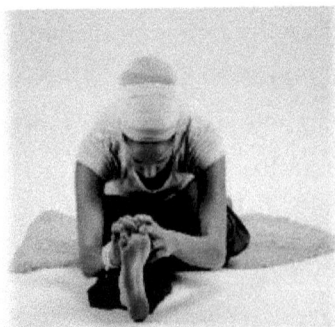

Meditazione per l'armonia del 6° Corpo - Linea d'Arco

Prima parte: sedetevi in Posizione Facile, concentratevi sul Punto del Terzo Occhio e afferrate le ginocchia con le mani. Vibrando il mantra *"Sat"* inclinatevi in avanti di 60° e, mantenendo la colonna vertebrale dritta, inclinatevi indietro di 60° vibrando il mantra *"Nam"*. Continuate per 11-31 minuti *(la colonna vertebrale rimane dritta per tutto l'esercizio e i glutei devono rimanere a terra mentre la testa e la parte superiore del tronco si muovono in avanti e indietro).*

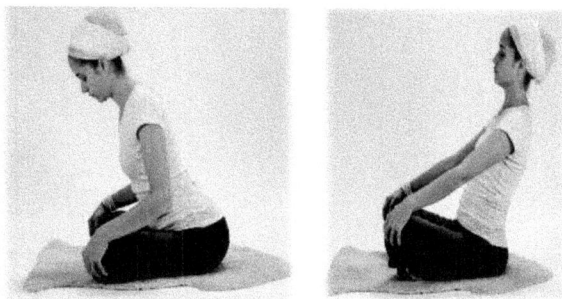

Seconda parte: sempre in Posizione Facile, portate le mani nel Mudra della Preghiera. Vibrate il mantra *"Saaaaaaa"* a ogni espirazione. Iniziate con un tono di voce basso, aumentate nel mezzo e poi tornate al tono basso *("SaaAAAaaa")*, dividendo in tre parti uguali la vibrazione.

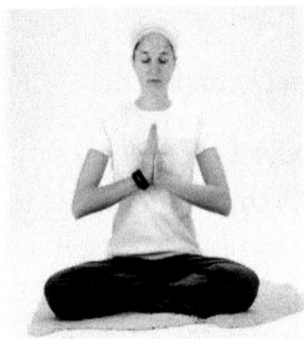

Terza parte: nella stessa posizione, vibrate per 3 minuti il mantra *"Sa Sa Sa Sa Sa Sa"* in monotòno a ogni espirazione.

Concludete cantando la "Canzone del Sole" (*"May the long time sun shine..."*).

Armonia del 7° Corpo - Aura

1. In Posizione Facile portate le mani sopra la testa nella Stretta di Venere *(immagine sotto a sinistra)*. Tirate come a separare le mani e mantenete la posizione respirando in modo lungo e profondo per 3 minuti; poi inspirate, appli- cate Mul Bandha per 20 secondi, espirate e applicate Mul Bandha tenendo fuori l'aria contando fino a 8. Inspirate e rilassate la posizione portando le mani in Gyan Mudra sulle ginocchia, respirando in modo lungo e profondo. Portate la concentrazione sulla punta del naso per 5 mi- nuti.

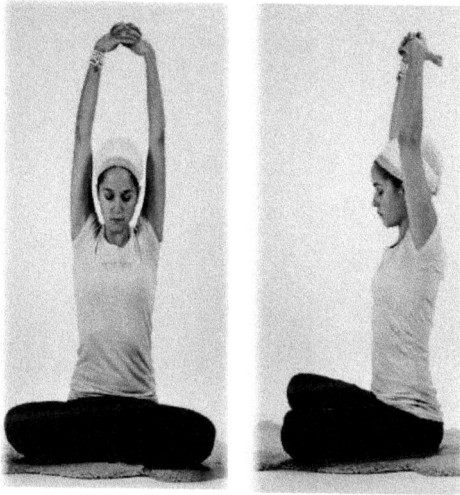

2. Sempre con le mani nella Stretta di Venere sopra la testa, stendete indietro i pollici *(immagine sopra a destra)*, tirate come a separare le mani e respirate in modo lungo e pro- fondo per 3 minuti. Poi, inspirate, trattenete il respiro e applicate Mul Bandha per 20 secondi; poi espirate, appli- cate Mul Bandha e trattenete il respiro fuori per 8 secondi e infine inspirate,

149

abbassate le mani e rilassatele in Gyan Mudra sulle ginocchia. Concentratevi sulla punta del naso e respirate in modo lungo e profondo per 3 minuti.

3. Sempre con le mani sopra la testa nella Stretta di Venere, stendete gli indici e premeteli uno contro l'altro, mentre tirate le mani come a separarle. Continuate per 3 minuti poi inspirate, applicate Mul Bandha, trattenete il respiro per 20 secondi, espirate e applicate Mul Bandha tenendo fuori l'aria per 8 secondi, infine, inspirate e abbassate le mani in Gyan Mudra sulle ginocchia, rimanendo in una respirazione lunga e profonda e concentrandovi sulla punta del naso per 3 minuti.

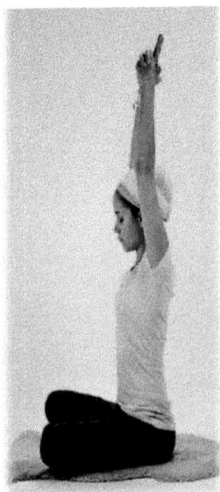

4. Sempre in Posizione facile, stendete le braccia tese in alto andando a formare un angolo di 60°, con le dita più sepa- rate possibile tra loro. Concentratevi nel creare un "im- buto" con le braccia, che dalle mani arriva al suo vertice sulla cima della testa, sul "Decimo Cancello". Praticate il Respiro di Fuoco per 3 minuti.

5. Seduti in Posizione Facile e con le mani in Gyan Mudra, meditate sull'uscire dal corpo dalla cima della testa. Visualizzate la vostra espansione nella vostra aura protet- tiva. Continuate per 3 minuti.

6. Sedetevi in Posizione Celibe tra i talloni o nella Posizione della Roccia sui talloni. Portate i palmi delle mani a terra davanti alle ginocchia. Inspirate con le braccia tese e men- talmente vibrate il mantra *"Sat"*, espirate portando la fronte a terra e mentalmente vibrate il mantra *"Nam"*. Continuate per 3 minuti.

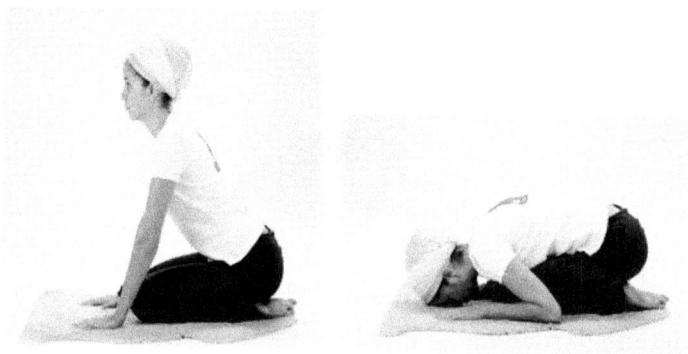

7. Sedetevi sui talloni e portate la fronte a terra, con le brac- cia distese in avanti e i palmi delle mani uniti e rimanete in Gurpranam per 3 minuti.

8. Rilassamento lungo e profondo.

Meditazione per l'armonia del 7° Corpo - Aura

Prima parte: sedetevi in Posizione Facile con le mani in Gyan Mudra sulle ginocchia. Inclinate il corpo indietro di 60° con il collo in linea con la colonna vertebrale. Portate la concentrazione verso il centro del cranio e mantenete questa posizione per 3 minuti, respirando in modo lungo e profondo.

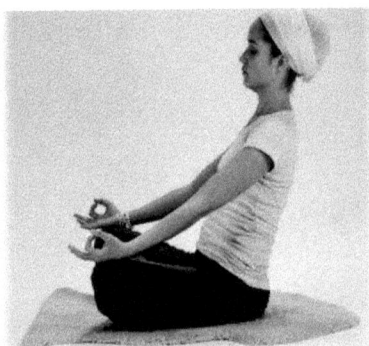

Seconda parte: andando nella Posizione della Roccia seduti sui talloni, rilassate le mani in grembo nella Stretta di Venere. Inclinate il corpo indietro di 60° e portate la concentrazione sulla cima della testa respirando in modo lungo e profondo per 3 minuti. Poi, inspirate tornando seduti e trattenete il respiro mantenendo la concentrazione sulla cima della testa. Espirate e rilassate la posizione.

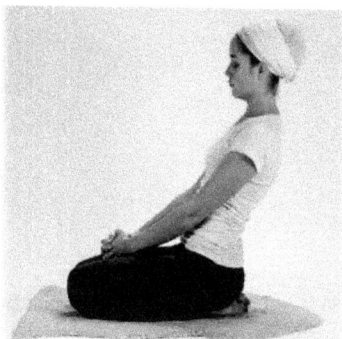

Terza parte: sedetevi con le gambe distese davanti a voi, afferrate le dita dei piedi, rilassate l'ombelico verso le cosce e respirate in modo lungo e profondo per 3 minuti.

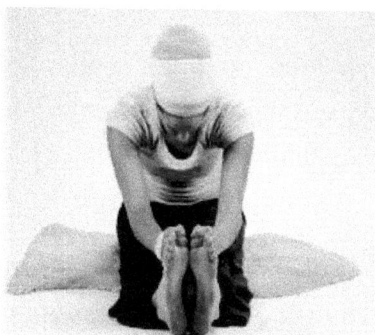

Quarta parte: sempre seduti e con le gambe distese, spingete in avanti le dita dei piedi. Portate le mani sulle cosce e inclinate il busto indietro di 60° e applicate Jalandhara Bandha. Portate la concentrazione interiormente, come se guardaste da dentro verso la cima della testa. Meditate per 11 minuti in questa posizione poi inspirate e "raccogliete l'energia" sulla cima della testa.

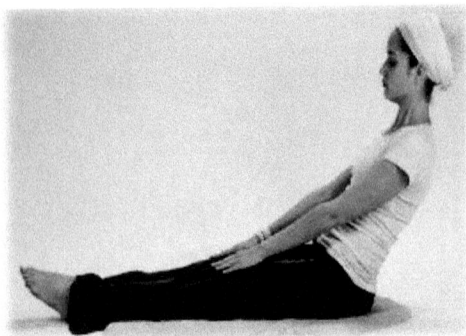

Quinta parte: come fatto nella *terza parte,* sedetevi con le gambe distese in avanti e allungatevi in uno stiramento frontale *(prima immagine in alto nella pagina),* respirando in modo lungo e profondo per 3 minuti.

Sesta parte: sedetevi sui talloni nella Posizione della Roccia e portate la concentrazione sulla parte posteriore della testa, la parte opposta al Punto del Terzo Occhio, respirando in modo lungo e profondo per 3 minuti.

Settima parte: piegatevi in avanti portando la fronte a terra e rilassatevi in questa posizione per 5 minuti.

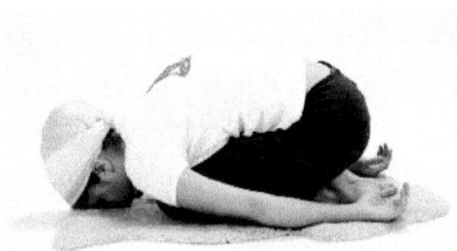

Concludete cantando la "Canzone del Sole" (*"May the long time sun shine..."*).

Armonia dell'8° Corpo - Corpo Pranico

1. Sedetevi in Posizione Facile e sollevate le braccia a 60°, con i palmi delle mani rivolti verso l'alto. Respirando in modo lungo e profondo mantenete la posizione per 3 mi- nuti.

2. In Posizione Facile, con le braccia nella stessa posizione del Sat Kriya, praticate il Respiro di Fuoco per 3 minuti.

3. Sedetevi sui talloni, nella Posizione della Roccia. Sten- dete il braccio destro davanti a voi, ma non completa- mente teso, con il palmo della mano destra leggermente a coppa e rivolto verso l'alto; in modo analogo, stendete il braccio sinistro dietro di voi *(foto in basso a sinistra)*, re- spirate in modo lungo e profondo per 1 minuto poi rilas- sate la posizione per 30 secondi. Ripetete la sequenza *(1 minuto di respiro lungo e profondo nella posizione descritta e 30 secondi di rilassamento)* per altre due volte.

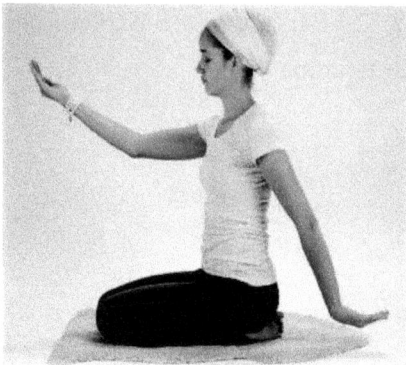

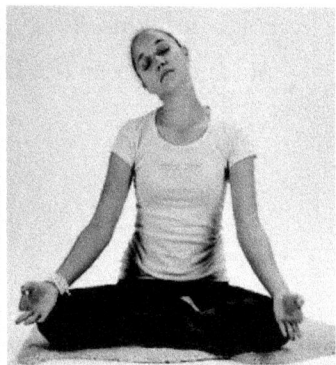

4. Tornate in Posizione Facile, ruotate la testa verso sinistra per 1 minuto e poi invertite il senso di rotazione ancora per 1

minuto (*foto sopra a destra*).

5. Sempre in Posizione Facile, portate le mani in Gyan Mudra e fate toccare i pollici con i palmi rivolti verso l'interno. Sollevate le braccia a 60° davanti a voi e praticate il Respiro di Fuoco per 3 minuti.

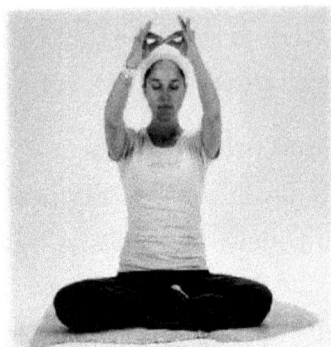

6. Camminata Yogica (50 ripetizioni del movimento): in posizione eretta e rimanendo sulle punte dei piedi, portate le mani in Gyan Mudra con le braccia distese di lato e pie- gate a 90° con l'avambraccio perpendicolare a terra. Inspi- rate con forza sollevando un ginocchio ed espirate riabbassandolo, poi fate lo stesso con l'altra gamba.

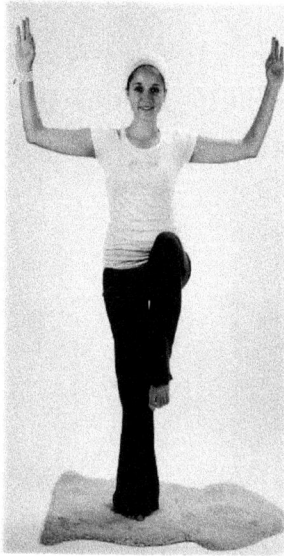

7. Sdraiatevi sullo stomaco con le mani sotto le spalle, con le mani a terra e le dita ben separate tra loro. Sollevate completamente il corpo sulle mani e sul dorso dei piedi mantenendolo allineato nella Posizione della Piattaforma. Applicate Jalandhara Bandha. Rimanete nella posizione per 1-3 minuti poi inspirate, espirate e rilassatevi a terra sulla pancia per 1 minuto, girando la testa da una parte, portando le braccia lungo il corpo e i palmi delle mani ri- volti in alto.

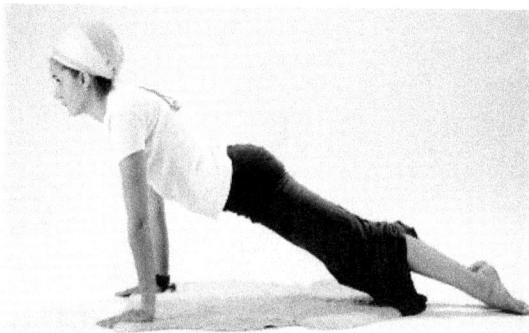

8. Sedetevi con le gambe distese davanti a voi, con le mani a terra vicino ai fianchi. Inspirate e sollevate i glutei, espi- rate e lasciatevi ricadere a terra. Eseguite il movimento per 26 ripetizioni.

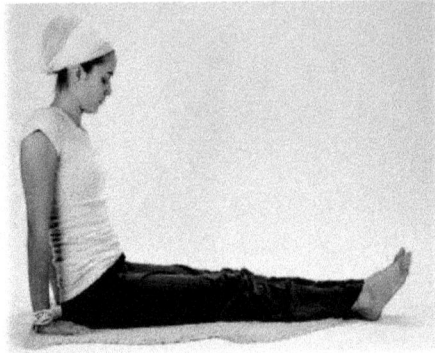

9. Tornando in Posizione Facile, portate le mani in una va- riante del Mudra della Preghiera, tenendo in contatto tra loro solo i polpastrelli delle dita. I pollici sono rivolti verso il petto e le altre dita sono rivolte in avanti. Praticate per 3 minuti il Respiro di Fuoco.

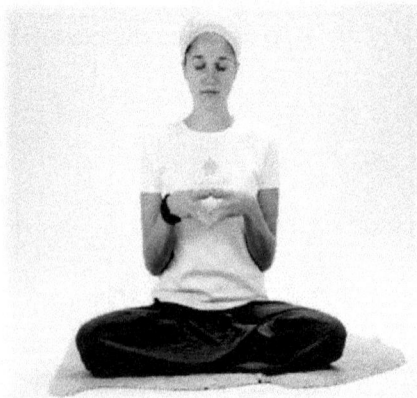

10. Rilassamento lungo e profondo.

Meditazione per l'armonia dell'8° Corpo - Corpo Pranico

Prima parte: sedetevi in Posizione Facile, portate le mani in Gyan Mudra. Inspirate in quattro parti e visualizzate una luce bianca che entra dal chakra della corona (sommità della testa), poi espirate lentamente con un unico respiro e visualizzate una luce blu, come la fiamma del gas, emanata da ogni poro e che va a riempire la vostra aura. Continuate per 5-15 minuti, poi rilassatevi in Posizione del Cadavere per 3 minuti.

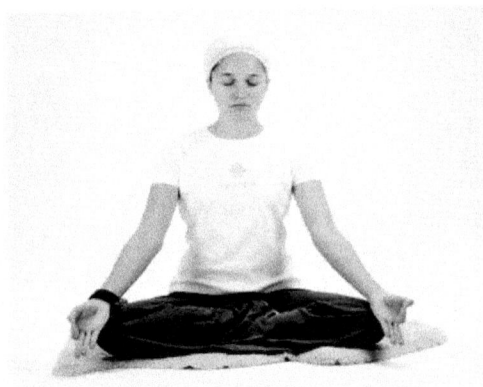

Seconda parte: ripetete il passaggio precedente, sempre per 5-15 minuti, ma questa volta inspirando in nove parti. Poi, rilassatevi in Posizione del Cadavere per 3 minuti.

Questa meditazione produce molto "calore psichico", che crea una profonda purificazione.

Concludete cantando la "Canzone del Sole" (*"May the long time sun shine..."*).

Armonia del 9° Corpo - Corpo Sottile

1. Sedetevi in Posizione Facile, con il pollice della mano de- stra a chiudere la narice destra. Inspirate dalla narice si- nistra e poi, con il medio della mano destra, chiudete la narice sinistra ed espirate dalla narice destra. Successiva- mente, inspirate a destra ed espirate a sinistra, poi inver- tite di nuovo e continuate, alternando in questo modo per 3 minuti.

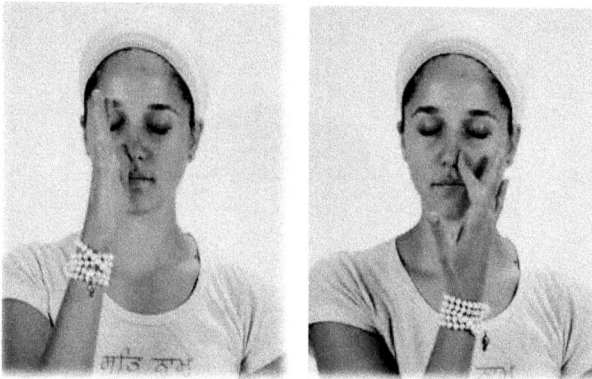

2. Sempre in Posizione Facile, portate le braccia in alto a un angolo di 60°. I palmi delle mani sono tesi e rivolti verso l'alto. Respirate in modo lungo e profondo e concentratevi sul calore nei palmi e sulle dita per 3 minuti.

3. Seduti nella Posizione della Roccia, stendete il braccio destro in avanti parallelo a terra, piegandolo leggermente con la mano destra a coppa. Stendete dietro di voi il brac- cio sinistro, senza piegare il busto in avanti. Entrambi i palmi delle mani sono rivolti verso l'alto. Nell'inspira- zione sentite l'energia che si sposta dalle mani verso il cuore. Nell'espirazione sentite l'energia che, dal cuore, ar- riva agli

occhi e alle mani. Continuate con questa visua- lizzazione abbinata alla respirazione lunga e profonda per 1 minuto. Poi, invertite la posizione delle braccia di nuovo per 1 minuto. Ripetete l'intera sequenza precedente (1 mi-nuto e 1 minuto), per un totale complessivo di 4 minuti di pratica.

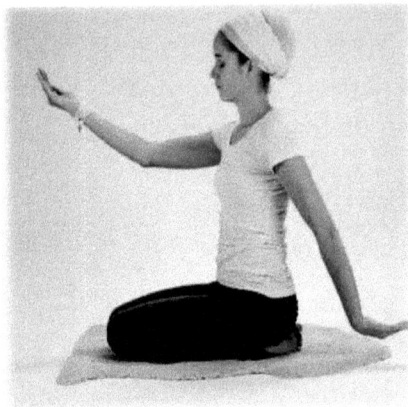

4. Stando carponi, poggiandovi sui gomiti e sulle ginoc- chia, portate le mani in contatto tra loro di lato a formare una coppa davanti al viso. Tenete lo sguardo fisso nei palmi. Sollevate i piedi dietro, tenendoli anch'essi uniti di lato. Rimanete in questa posizione respirando in modo lungo e profondo per 5-7 minuti, poi rilassatevi sulla pan- cia per 3 minuti.

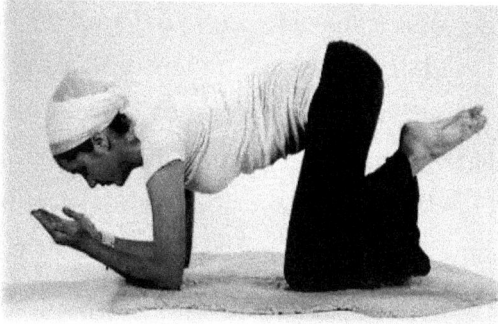

5. Tornati in Posizione Facile, portate le mani all'altezza del plesso solare come se teneste una palla. Il palmo della mano sinistra è sotto ed è rivolto verso l'alto, mentre quello della mano destra è sopra ed è rivolto verso il basso. Le mani sono a ca. 7,5 cm di distanza tra loro e a ca. 2,5 cm dal corpo. Portate la concentrazione sulla zona del plesso solare e sentite una sfera di energia tra i palmi. Sentite il calore pranico e rimanete concentrati respirando in modo lungo e profondo per 7 minuti.

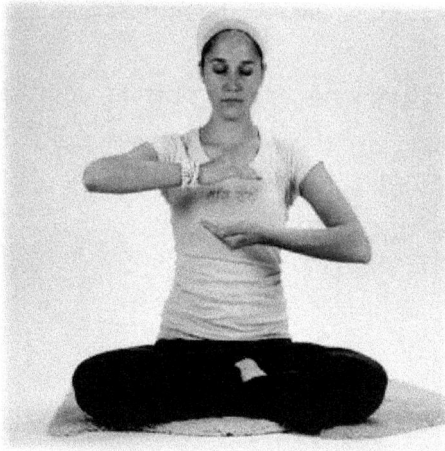

6. Stando in Posizione Facile, stendete le braccia di lato al corpo e parallele a terra. I palmi delle mani sono rivolti verso

l'esterno come a spingere contro dei muri (*l'imma- gine è nella pagina seguente*). Inspirate, trattenete il respiro e portate le mani davanti al centro energetico del cuore a ca. 10 cm di distanza tra loro, poi avvicinatele fino ad ar- rivare a ca. 0,5 cm e riportatele a ca. 10 cm. Ripetete questo movimento "a fisarmonica" per 8 volte poi espirate e tor- nate alla posizione di partenza con le braccia distese di lato. Inspirate e ripetete il movimento "a fisarmonica" 8 volte trattenendo il respiro e continuate per 7 minuti.

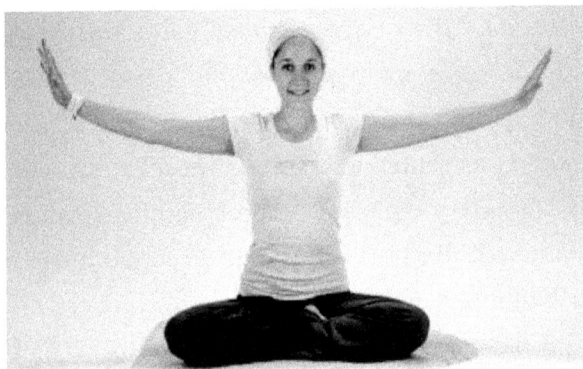

7. Seduti in Posizione Facile, portate la mano destra sul centro energetico del cuore e la sinistra con il dorso che tocca la schiena. Vibrate per 7 minuti il mantra *"Ek Ong Kar-a Sat-a Nam-a Siri Wa-a He Guru"*.

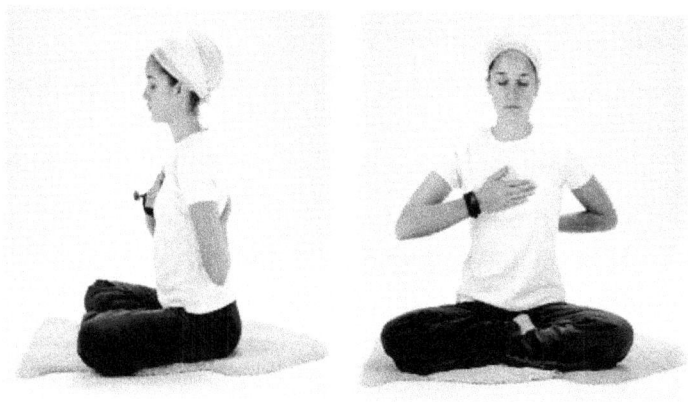

8. Rilassamento lungo e profondo.

Meditazione per l'armonia del 9° Corpo - Corpo Sottile

Sedetevi in Posizione Facile, con le mani in Gyan Mudra rilassate sulle ginocchia e applicate un leggero Mul Bandha durante tutta la durata della meditazione. Inspirate in 8 parti ed espirate con una singola e lunga espirazione. Mentalmente, a ognuna delle otto parti di inspirazione, abbinate il mantra *"Wahe"*, collegandolo agli otto chakra (*i sette principali più il campo magnetico*) e proiettate luce attorno al corpo. Alla lunga espirazione abbinate il mantra *"Guru"*, lasciando andare tutto verso l'Infinito. Praticate questa meditazione per 11-31 minuti, oppure fino a 2 ore e 1/2.

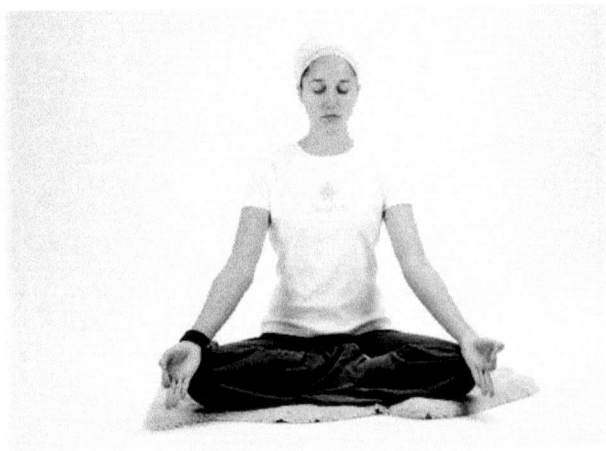

Questa meditazione cura, consola e pulisce da tutta la negatività.

Concludete cantando la "Canzone del Sole" (*"May the long time sun shine..."*).

Armonia del 10° Corpo - Corpo Radiante

1. Sedetevi in Posizione Facile e cominciate a ruotare la testa verso sinistra per 1 minuto, poi invertite il senso di rotazione e, sempre per 1 minuto, ruotatela verso destra.

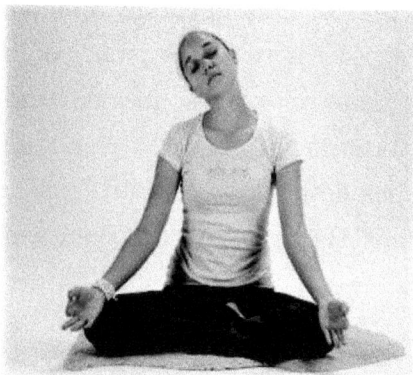

2. Sempre in Posizione Facile, con le mani in Gyan Mudra sulle ginocchia, girate la testa verso sinistra e vibrate il mantra "Wa", riportatela in posizione centrale e vibrate il mantra "He", poi girate la testa verso destra e vibrate il mantra "Guru". Continuate per 11 minuti e poi rilassatevi con le mani in grembo per 1 minuto.

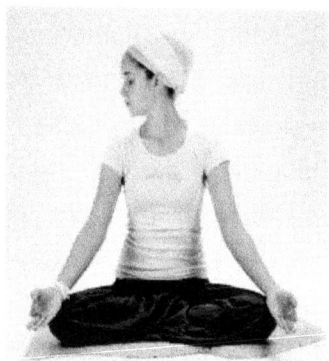

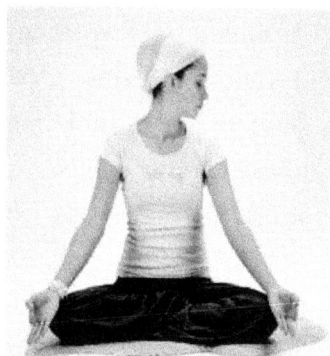

3. Sedetevi con la gamba sinistra distesa in avanti e portate il piede destro sull'interno della coscia sinistra, con il tal- lone più vicino possibile all'inguine. Allungatevi in avanti e afferrate l'alluce sinistro con entrambi gli indici e pre- mete l'unghia dell'alluce con i pollici. Stendete bene la co- lonna vertebrale e tenete fisso lo sguardo sull'alluce sinistro. Inspirate, poi espirate, applicate Mul Bandha e trattenete fuori l'aria per 8 secondi. Inspirate, espirate e continuate secondo lo stesso schema respirazione-bandha per 7 minuti e 1/2; poi invertite la posizione delle gambe e ripetete l'esercizio con la gamba destra stesa per altri 7 mi- nuti e 1/2. Infine, rilassatevi nella Posizione del Cadavere per 5 minuti.

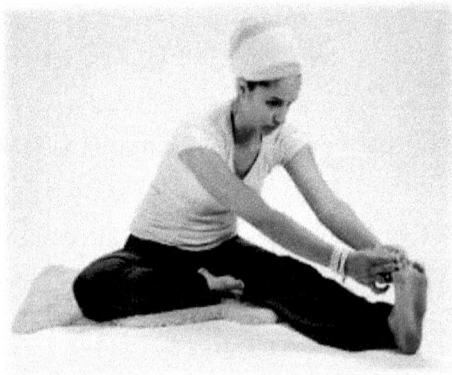

4. Assumete la Posizione dell'Arciere con il piede sinistro davanti e la gamba destra indietro. Il braccio sinistro è di- steso in avanti con la mano a pugno e il pollice sollevato. Il braccio destro è piegato, con la mano vicino alla spalla, come se steste tirando la corda di un arco. Portate la con- centrazione sul pollice sinistro e praticate il Respiro di Fuoco per 5 minuti e 1/2, poi invertite la posizione delle gambe e delle braccia e ripete la tecnica, sempre prati-

cando il Respiro di Fuoco, per 5 minuti e 1/2.

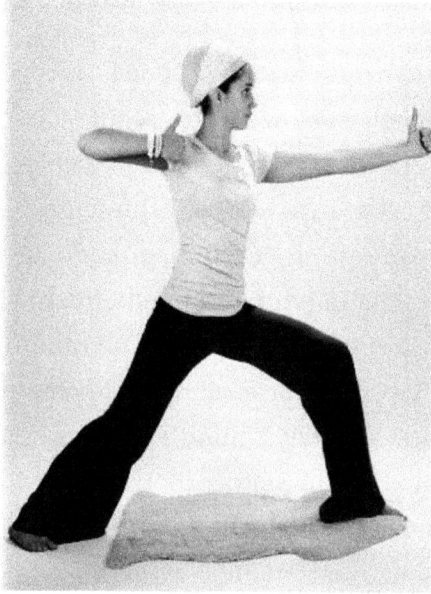

5. Rilassamento lungo e profondo.

Meditazione per l'armonia del 10° Corpo - Corpo Radiante

Prima parte: sedetevi in Posizione Facile, portate la concentrazione alla radice del naso e consentite alla pressione di svilupparsi. Inspirate in 3 tempi e mentalmente vibrate il mantra *"Sat Nam"* per ogni parte dell'inspirazione. La testa rimane ferma. Poi, espirate in 3 tempi girando la testa in questo modo: verso sinistra, vibrando mentalmente il mantra *"Wa"*, riportandola in posizione centrale vibrando mentalmente il mantra *"He"*, verso destra vibrando mentalmente il mantra *"Guru"*. Continuate per 7 minuti e, alla fine di questa parte, sentite il prana che è stato generato e fate esperienza dell'energia positiva che proviene da tutti i pianeti nell'Universo a sostenervi come esseri di luce.

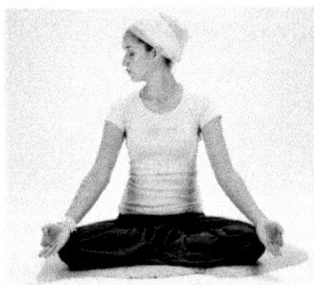

Seconda parte: stendete le gambe davanti a voi, afferrate gli alluci, abbandonatevi piegandovi in avanti e rilassate le spalle. Portate la concentrazione sul Punto del Terzo Occhio e lasciate che il cervello sia inondato di prana e luce. Rimanete in questa posizione per 3 minuti.

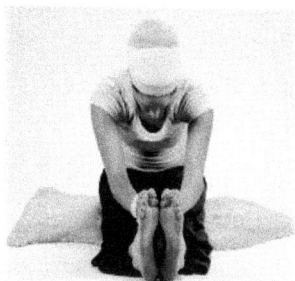

Terza parte: ripetete tutta la prima parte.

Quarta parte: sempre in Posizione Facile, portate le mani nel Mudra del Loto davanti al centro energetico del cuore (ca. 15 cm). I lati delle mani sono in contatto con le dita rilassate a formare un fiore di loto. Gli occhi sono aperti per 1/10 e lo sguardo va dalla punta del naso ai pollici. Respirate in modo lungo e profondo e sentite le mani riempirsi di fuoco.

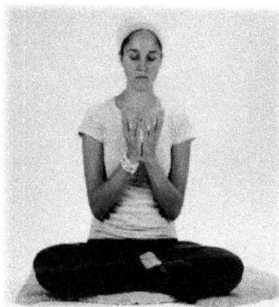

Concludete cantando la "Canzone del Sole" (*"May the long time sun shine..."*).

Armonia dell'Undicesima Incarnazione

Equilibrio dei meridiani dello stomaco della milza e del pancreas

1. Sedetevi in Posizione Facile e afferrate poco sopra le caviglie. Inspirate e flettete in avanti la colonna vertebrale, espirate e flettetela indietro. Continuate per 3 minuti, poi rilassate le mani in grembo e respirate in modo lungo e profondo per 1 minuto.

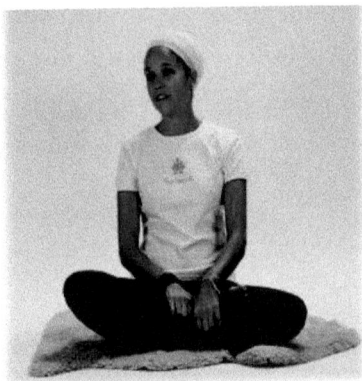

2. Sedetevi nella Posizione della Roccia, con le mani sulle cosce e fate lo stesso movimento del passaggio precedente per 3 minuti, poi rilassate le mani in grembo per 1 minuto.

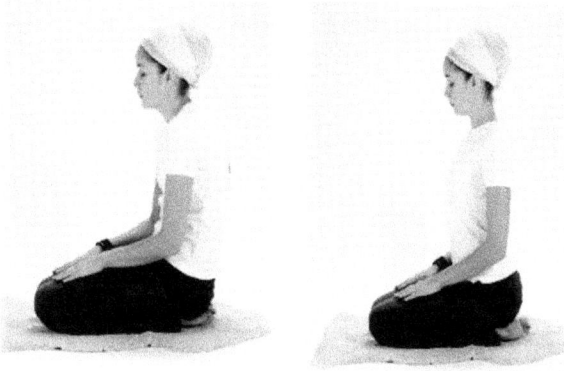

3. Sdraiatevi sulla pancia, con le mani sotto le spalle e sollevatevi nella Posizione del Cobra. Inspirate dal naso ed
   espirate dalla bocca aperta con i denti serrati. Continuate per
   3 minuti, poi inspirate, trattenete il respiro, applicate Mul
   Bandha e tenetelo per 10 secondi. Espirate e rilassa- tevi a
   terra per 1 minuto, girando la testa da un lato e por- tando le
   braccia lungo il corpo con i palmi rivolti verso l'alto.

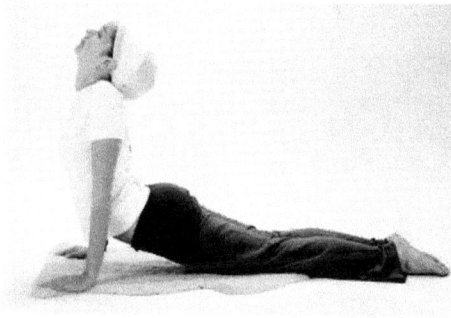

4. Portatevi carponi, poggiandovi sulle mani e sulle ginoc- chia.
   Eseguite il movimento di Mucca-Gatto: inspirate flet- tendo
   la schiena in basso e la testa in alto, poi espirate e flettete la
   schiena in alto e chiudete la testa verso il petto. Continuate a
   un ritmo veloce per 3 minuti, quindi inspi- rate e trattenete il
   respiro applicando Mul Bandha per 20 secondi. Tornate

seduti e rilassate le mani in grembo per 1 minuto.

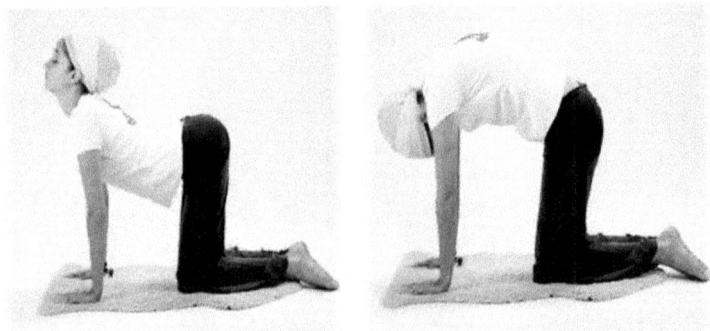

5. In Posizione Facile portate le mani in Gyan Mudra sulle ginocchia. Inspirate e girate la testa verso la spalla sinistra ed espirate girandola verso la spalla destra. Continuate per 1 minuto, poi invertite la respirazione e inspirate girando la testa verso la spalla destra ed espirate girandola verso la spalla sinistra. Alla fine, rilassatevi per 1 minuto con le mani in grembo.

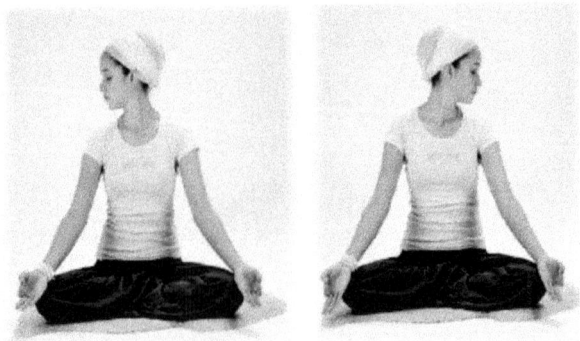

6. Sdraiatevi sulla schiena e portate i piedi oltre la testa nella Posizione dell'Aratro. Respirate in modo lungo e profondo per 3 minuti. Poi, lentamente, abbassate la schiena a terra, vertebra dopo vertebra e rilassatevi per 1 minuto.

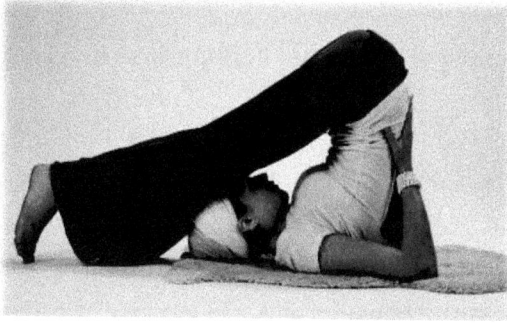

7. Rimanendo sulla schiena, portate le ginocchia al petto e le braccia attorno alle ginocchia, poi rullate in avanti e in- dietro sulla colonna vertebrale per 3 minuti. Inspirate ve- nendo in avanti ed espirate tornando verso terra; poi rilassatevi sulla schiena per 1 minuto.

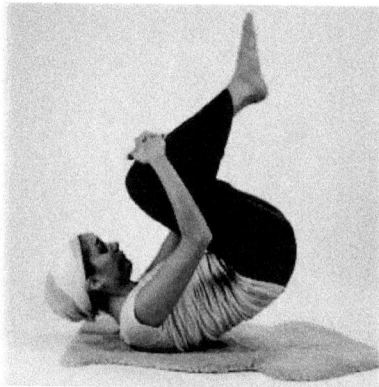

8. Sedetevi sui talloni, con le mani sopra la testa nel mudra del Sat Kriya. Praticate Sat Kriya per 3 minuti, poi rilassa- tevi in modo lungo e profondo per 11 minuti.

Meditazione per l'armonia dell'Undicesima Incarnazione

Sedetevi in Posizione Facile e portate i gomiti ai lati della cassa toracica, con le mani a 60° e i palmi aperti. Vibrate il mantra "Sat Nam" mentre chiudete le mani a pugno con i pollici fuori. Poi riapritele e vibrate il mantra "Wahe Guru", rilasciando tutti i pensieri verso l'Universo. Continuate il movimento descritto vibrando il mantra ad alta voce per 5 minuti, poi sussurrandolo per altri 5 minuti, vibrandolo mentalmente per 10 minuti, sussurrandolo di nuovo per 5 minuti e poi tornando a vibrarlo ad alta voce per 5 minuti.

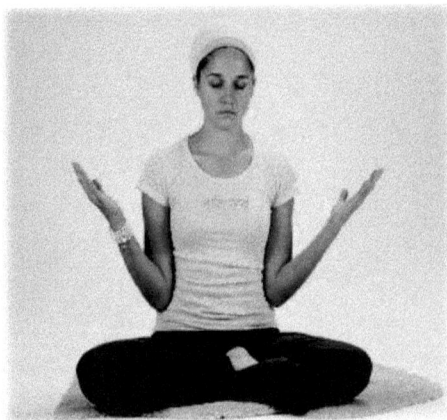

Questa meditazione "massaggia" il cervello e dona alle persone il controllo completo e la maestria di tutti i Dieci Corpi.

Concludete cantando la "Canzone del Sole" (*"May the long time sun shine..."*).

Gli autori

Guruchander Singh è nato e cresciuto in Texas, USA. Ha conseguito il diploma in Business Administration alla "Southern Methodist University" nel 1972 e il diploma di dottore in Chiropratica presso il "Pasadena College of Chiropractic" a Pasadena, in California, nel 1982. Ha cominciato a studiare Kundalini Yoga con Yogi Bhajan nel 1972. Oltre alla formazione come chiropratico, ha studiato molte tecniche di guarigione della tradizione orientale. È direttore della "Guru Ram Das Health Clinic" a Santa Fe, New Mexico, che offre trattamenti chiropratici, di agopuntura, terapie con massaggi e altre arti curative naturali.

Kirn Kaur è nata e cresciuta in Olanda. Si è trasferita negli USA nel 1975 quando aveva 15 anni e qui ha conosciuto il Kundalini Yoga. Questa potente pratica ha risvegliato la sua passione profonda di insegnare la possibilità per ciascuno di vivere il "Purest Potential" *(lett. "il potenziale più puro")*. Ha cominciato a fare da assistente nell'organizzazione di molti programmi formativi ed educativi per donne e bambini, sotto la diretta supervisione di Yogi Bhajan. Ha creato una moda- lità curativa energetica, la "Yogic Energy Healing", che uti- lizza la radionica, la radiestesia e lo Yoga per accrescere la consapevolezza riguardo il benessere fisico, mentale e spirituale. Il suo lavoro attuale si concentra sull'integrare l'insegnamento del Kundalini Yoga, la prosperità e l'energia curativa: tutto per esprimere il "Purest Potential".

Kirn e Guruchander prestano la loro opera come direttori del Centro Yoga no-profit "Yoga Santa Fe", che si trova al 1505 di Llano Street a Santa Fe, NM (unico Centro Yoga a Santa Fe dedicato al Kundalini Yoga). Sia Kirn che Guruchander sono insegnanti certificati KRI di I, II e III livello e viaggiano moltissimo in tutto il mondo per condividere questi meravigliosi insegnamenti. Sono i fondatori di "Purest Potential", una società che offre pratiche per l'autorealizzazione, progetti per creare la prosperità in comunità consapevoli ed eventi globali di trasformazione. Sono anche coautori di "Numerology for Self Mastery" e "Numerology for Self Mastery - Sikh Dharma Edition" che, insieme a questo libro, compongono una trilogia curativa per chi è alla ricerca dell'illuminazione e della consapevolezza nel viaggio della vita.

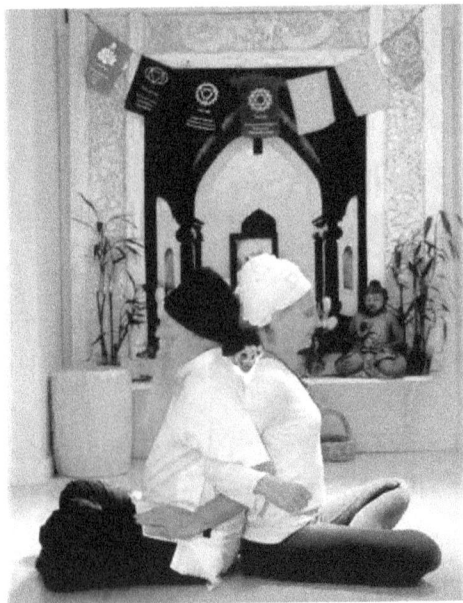

Kirn e Guruchander e i loro due figli Gurumittar e Gurusundesh vivono una vita appagante a Santa Fe, New Mexico. Chi volesse richiedere loro un consulto personalizzato e avere notizie circa i loro corsi ed eventi futuri, può visitare il sito *www.purestpotential.com.*

Con Amore e Luce

Sat Nam

Appendice: Yogi Bhajan

Esponente della millenaria tradizione culturale e spirituale indiana, Yogi Bhajan arriva in Occidente alla fine del
1968 e, interrompendo una tradizione di ferrea se-gretezza,
decide di condividere con chiunque quegli insegna- menti che
rappresentano la via maestra, la speranza e la forza per le
generazioni che oggi assistono al tramonto di un'epoca e al
sorgere e crescere di una nuova Era di consapevolezza, l'Età
dell'Acquario.

Maestro di Kundalini Yoga *(di quella tradizione a cui oggi ci si
riferisce come "Kundalini Yoga secondo gli insegnamenti di Yogi
Bhajan")* e di Tantra Yoga Bianco, guida spirituale e fine co-
noscitore dell'animo umano, impersona una rara combinazione di spirito di servizio, umiltà e saggezza pratica: il
bagaglio inestimabile di conoscenze e gli insegnamenti che
ha donato all'umanità con profondo amore e devozione sono in
grado di elevare la coscienza degli individui e di arrivare in
maniera profonda e sincera ai loro cuori, risvegliando le
anime e le coscienze di coloro che hanno avuto modo di in-
contrarli, concedendosi poi l'opportunità di viverli e "prati-
carli".

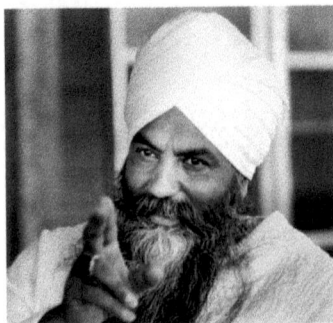

Risorse

Questo e altri testi in lingua inglese, oltre a molti altri articoli relativi agli insegnamenti di Yogi Bhajan, sono disponibili sul sito del KRI (*Kundalini Research Institute*):

www.kriteachings.org
teachertraining@kriteachings.org

Per informazioni relative agli eventi internazionali, per trovare insegnanti o Centri Yoga in Italia e nel mondo:

www.3ho.org
yogainfo@3ho.org

Testi relativi agli insegnamenti di Yogi Bhajan tradotti in italiano, Seminari e Corsi di Formazione Insegnanti Kundalini Yoga e Gatka:

www.yogajap.com - noi@yogajap.com
www.formazione-yoga.it - info@formazione-yoga.it

Progetti di solidarietà:

www.sunshineonlus.it - centroyogasat@libero.it

www.uccellinoazzurroonlus.it

info@uccellinoazzurroonlus.it

In... Essere

Comunicazione: liberazione o condanna
Settantadue fiabe su Dio, il bene e le persone virtuose

Guarisci la tua schiena... ora!
Comunicazione e sessualità

Kundalini Yoga: il fluire dell'energia
infinita Il matrimonio come cammino
spirituale Divine alignment

The heart rules

Il cibo per la salute e la
guarigione Siate dieci volte
migliori di me Gong Yoga

Leggeri e in forma

Ra Ma Da Sa Sa Se So
Hong La mente e i suoi
intrighi Man to Man

Dietro la maschera

La relazione d'aiuto nell'Era
dell'Acquario Io sono una donna
(manuale)

Io sono una donna (kriya e meditazioni)
Successo e fallimento: cause e possibilità
Superare le dipendenze

La saggezza del

corpo L'Infinito e io

La conoscenza del Sé
Numerologia per la maestria del
Sé

La Mente

Numerologia Tantrica - Create il vostro
Destino Gli Insegnamenti di Yogi Bhajan

Vademecum per la Sadhana dei 40 giorni

yogaJap

edizioni

www.yogajap.com

Lightning Source UK Ltd.
Milton Keynes UK
UKHW021537061021
391760UK00011B/583

9 788899 131265